우리가 몰랐던

# 목통증 치료의 놀라운 비밀

우리가 몰랐던

# 목통증 치료의 놀라운 비밀

박문수(한림대학교 의과대학 한림대학교성심병원 정교수) 지음

중앙생활사

# 머/리/글

척추 의사들은 목 디스크로 고통받고 있는 환자들을 치료하려고 최선을 다하여 노력하고 있습니다. 그러나 정작 환자들은 목 디스크에 대한 충분한 지식을 얻지 못하여 어떤 치료를 받아야 할지 결정하는 과정에서 소외된다고 느끼기 쉽습니다. 그것은 의학이 과학적 성격을 가지고 있고 의사들이 치료에 주도적인 역할을 하기 때문이라고 생각합니다.

그러나 치료는 남의 몸이 아닌 환자 자신의 몸에 하므로 환자들도 목 디스크에 대하여 가능한 한 자세히 알아야 합니다.

지금까지 일반인이 쉽게 이해할 수 있는 허리 디스크에 대한 책은 많이 출간되었으나, 목 디스크에 대한 책은 국내에 출간된 것이 없었습니다. 따라서 일반인이 쉽게 이해하고 지식을 공유하도록 하기 위하여 이 책을 집필하게 되었습니다.

이 책에서는 경추, 즉 목 디스크에 대하여 전반적으로 설명하였으며 목 통증을 예방하기 위한 자세 및 운동요법도 소개하였습니다. 환자분이 진료실에서 진료를 받는 것처럼 면담하거나 설명하였던 내용을 진료 순서대로 정리하였습니다.

이 책이 독자들에게 목 디스크에 대해 올바른 지식을 알려드릴 수 있는 작은 계기가 되기를 바랍니다.

끝으로 이 책이 나오기까지 성원을 보내준 아내, 딸에게 이 책을 바치며, 이 책의 집필에 주도적 역할을 하신 울산대학교병원의 장희주 수간호사님, 권수진, 이용주, 이윤자, 정정예, 한지현 간호사에게 감사드립니다. 또한 이 책이 세상의 빛을 볼 수 있도록 도움을 주신 중앙생활사 김용주 대표님께 진심으로 감사드립니다.

한림대학교 의과대학 한림대학교성심병원
정교수 박문수

# 차/례

머리글 4

chapter 1

## 목, 제대로 알면 건강이 보인다

척추는 어떻게 이루어져 있을까? 11

경추는 어떻게 이루어져 있을까? 13

경추를 연결하는 구조물에는 무엇이 있을까? 16

chapter 2

## 목 통증 예방과 운동치료 이렇게 한다

목 통증, 제대로 알자 21

목 건강에 좋은 자세, 나쁜 자세 23

목 통증 예방 이렇게 한다 28

목 운동치료 이렇게 한다 31

chapter 3

## 목 디스크는 왜 생길까?

지긋지긋한 통증을 유발하는 목 디스크 39
디스크 변성은 왜 생기나? 42

chapter 4

## 그림으로 보는 목 디스크 증상과 진단

그림으로 보는 목 디스크 증상 47
그림으로 보는 목 디스크 진단 과정 50
목 디스크 진단을 위한 검사 방법 53

chapter 5

## 전문의가 쉽게 알려주는 목 디스크 치료

목 디스크 종류에는 어떤 것이 있나? 61
수술하지 않고 치료하는 방법 64
나는 어떤 수술법이 좋을까? 71

chapter 6

## 목 디스크 수술 후 재활치료는 어떻게 할까?

수술 후 3일 이상은 누워 있지 않는다 83
재활치료는 빠르면 빠를수록 좋다 85
나는 어떤 재활치료 방법이 좋을까? 87
수술 후 일상생활과 주의할 점은? 91
수술 후 어떤 음식과 영양분이 좋을까? 96

chapter 7

## 목 디스크로 오인할 수 있는 질환

목 디스크로 오인할 수 있는 신경성 통증 103
목 디스크로 오인할 수 있는 연부조직 통증 107
목 디스크로 오인할 수 있는 혈관성 통증 110
목 디스크로 오인할 수 있는 기타 질환 111
경추 관련 부위에 따른 증상 113

chapter 8

## 꼭 알아야 할 목 통증 응급처치

자고 나서 목이 잘 안 돌아갈 때 117
경추 골절이 의심될 때 119
경추 염좌가 발생했을 때 125
어깨 결림이 있을 때 129

chapter 9

## 급증하는 VDT 증후군(컴퓨터 단말기 증후군)

VDT 증후군(컴퓨터 단말기 증후군)이란? 135
**컴퓨터 작업시 체조 방법** 137
**스트레칭** 139

**부록** 우리가 몰랐던 목 건강 기본 상식 142
참고자료 178

chapter 1

# 목, 제대로 알면 건강이 보인다

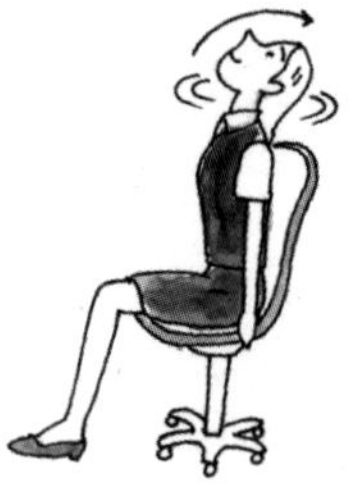

# 척추는 어떻게 이루어져 있을까?

정상적인 척추는 척추뼈 33개가 인대와 관절, 디스크에 의해 서로 연결되어 마디를 이루고 있으며, 그 주위를 두꺼운 근육이 둘러싸고 척추의 운동을 조절합니다.

척추는 옆에서 보았을 때 S자 모양으로 굴곡을 이루고 있는데, 이는 신체의 운동역학적인 면에서 매우 중요한 기능을 합니다. 척추는 위로부터 경추 7개, 흉추 12개, 요추 5개, 그리고 엉덩이 부위의 천추, 미추로 이루어져 있습니다.

척추는 여러 가지 구조물이 모여 상체의 체중을 버티는 인체의 대들보 구실을 합니다. 또 구부렸다 펴는 운동으로 상·하지와 더불어 각종 작업을 수행하는 관절 역할을 하며, 중추신경인 척수와 말초신경인 척추 신경근의 통로는 물론 생존을 위해 우리 몸에 꼭 필요한 무기물질인 칼슘의 저장고 기능을 합니다.

척추의 모양과 크기, 물리적 성질은 나이에 따라 변합니다. 척추는 압박을 견디는 힘이 강합니다. 따라서 몸무게를 지탱하는 일을 합니다. 나이가 들면서 척추의 골량은 감소하며, 골량이 조금만 감소되어도 척추가 압박을 견디는 강도는 상당히 많이 떨어지게 됩니다. 골량이 25% 감소하면 척추의 강도는 50% 떨어집니다.

■ 척추의 구조 ■

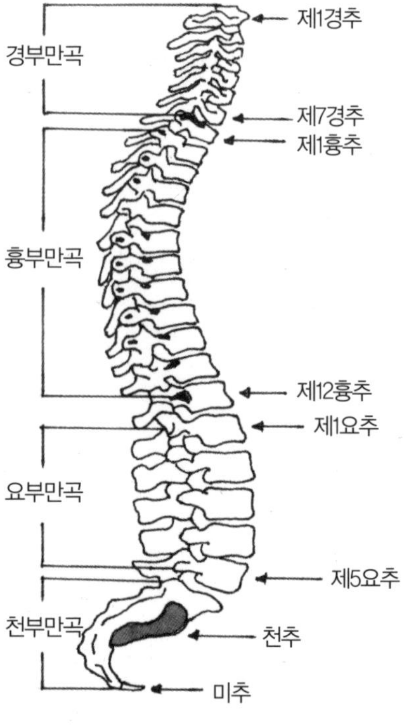

## 경추는 어떻게 이루어져 있을까?

경추는 추체(몸통), 후방관절, 극돌기(가시돌기), 횡돌기(가로돌기)로 이루어져 있습니다. 아래에 있는 경추 5개는 모양이 비슷하고, 위에 있는 경추 2개는 기능에 따라 모양이 다릅니다.

제1번 경추는 두개골과 척추를 연결합니다. 반지처럼 둥근 원모양이며, 긍정의 뜻으로 고개를 앞뒤로 끄덕일 때 두개골이 사용됩니다(제1경추).

제2번 경추는 영어로는 축이라는 뜻인 액시스(axis)라 부릅니다. 척추 몸통에서 치아돌기라 불리는 큰 이 같은 것이 위로 돋아나 있습니다. 이것은 제1번 경추의 반지구멍 같은 곳에 붙어 부정의 뜻으로 머리를 좌우로 돌릴 때 회전하게 합니다(제2경추).

제3~6번 경추에는 다른 척추 부위와는 달리 경추의 횡돌기에

구멍이 있는데, 이 구멍으로 척추동맥이라는 혈관이 지나갑니다. 이 구멍으로 뼈가 돌출되면 척추동맥이 눌려서 두통, 어지럼증, 순간적인 의식 소실 등의 뇌혈류 저하증(뇌허혈증)이 생길 수도 있습니다(제3~6경추).

제7번 경추는 가시돌기가 아주 길어서 손으로 목뒤를 만지면 툭 튀어나와 있는 것을 느낄 수 있습니다. 이곳은 목에 담이 들면 아픈 곳이기도 합니다. 간혹 목뼈가 뒤로 툭 튀어나와 있다고 수술해달라는 분들도 있고, 미용상 보기 싫다고 고민하는 분들도 있습니다(제7경추).

경추는 우리 몸에서 가장 교묘한 관절을 가지고 있어 머리를 자유자재로 움직일 수 있게 하며 운동범위가 넓습니다. 경추는 두개골과 첫째 흉추 사이에 운동 마디를 8개 갖고 있는데 제1번 경추와 제2번 경추는 특별합니다. 두개골과 제1번 경추 사이, 제1번과 제2번 경추 사이에는 디스크가 없습니다. 대신 윤활액으로 가득 찬 관절이 있습니다.

경추는 요추에서 볼 수 있는 추간판과 양측의 후방관절로 이루어지는 3관절 복합체 이외에 후외방 양측에 구추관절이 추가되어 5개 관절로 서로 연결되어 있습니다.

경추에서 추간판의 높이는 전체 경추 길이의 약 22%를 차지하며, 요추와 마찬가지로 앞으로 볼록하게 전만곡을 이루고 있지만 전만곡의 형성은 추체 자체의 모양보다는 디스크 높이에 따릅니다. 즉 후방보다 전방이 디스크 간격이 높기 때문에 전만곡이 유지됩니다.

●

# 경추를 연결하는 구조물에는 무엇이 있을까?

○

## 후방관절

척추는 조그마한 관절을 2개 갖고 있습니다. 크기는 작지만 팔다리의 커다란 관절과 똑같은 구조로 되어 있기 때문에 큰 관절에 있는 관절 연골, 관절낭, 활액막 등을 모두 갖고 있습니다. 따라서 후방관절에도 팔다리의 큰 관절에 생길 수 있는 모든 질환이 나타나는데, 대표적 질환으로는 관절염이 있습니다.

후방관절의 기능은 다음과 같습니다.

첫째, 후방관절은 체중을 지탱하는 일을 합니다. 따라서 후방관절을 없애거나 후방관절이 제구실을 하지 못하면 모든 하중이 디스크를 통해 전달되므로 디스크의 변성을 촉진시키게 됩니다.

둘째, 후방관절은 척추의 안정성을 부여하는 중요한 구조물입니다.

셋째, 후방관절은 척추 운동의 방향을 조절해주는 일을 합니다.

## 인대

척추의 인대는 척추 마디 사이를 연결하여 척추 마디에 안정성을 부여하고 과도한 운동이 일어나지 않도록 합니다.

척추의 안정성에 관여하는 구조물 중 디스크나 후방관절은 압박력(누르는 힘)에 대한 안정성을 부여하는 반면, 인대는 신장력(잡아당기는 힘)에 대한 안정성을 부여합니다. 척추체보다 후방에 있는 인대는 척추가 과도하게 굴곡되는 것을 막아줍니다.

## 디스크

디스크, 즉 추간판은 척추와 척추 사이를 연결하는 조직으로, 원판 모양이며 쿠션운동을 합니다. 디스크는 둥근 원통 모양으로 안쪽에 젤리 모양의 수핵이 있으며, 바깥쪽 원판은 섬유륜이라는 조직으로 둘러싸여 있습니다. 어린이일 때는 수핵 속에 물 성분이 90% 정도 있다가 60세 이상이 되면 물 성분이 70%로 감소되어 디스크가 점차 퇴화하여 쿠션운동이 떨어지고 딱딱한 디스크로 변합니다.

이런 원인 때문에 젊을 때는 목이 유연하다가 나이가 들면 뻣뻣해진다고 설명할 수 있습니다. 바깥쪽 섬유륜이 찢어져 안쪽의 수핵이 탈출되면 그 주위를 지나가는 신경근을 누르는데, 이때 목 디스크가 발생합니다.

chapter 2

# 목 통증 예방과 운동치료 이렇게 한다

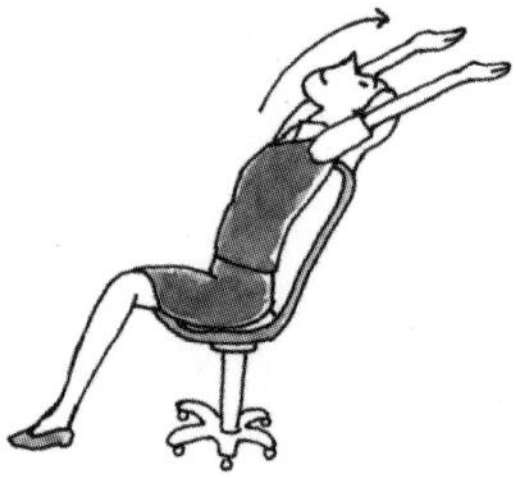

# 목 통증, 제대로 알자

목은 통증에 민감한 여러 조직으로 구성되어 있습니다. 목 디스크 자체는 통증을 유발하지 않지만 디스크 탈출로 주위 인대와 신경이 자극을 받아 통증이 나타납니다.

이밖에 목 통증의 원인으로는 관절통과 근육통이 있습니다. 목의 후방에 있는 후방관절의 관절막에 신경이 분포되어 자극을 받으면 이른바 관절통이 유발합니다.

근육통은 신경근이 압박을 받으면 반사적으로 근육에 경련이 일어나 통증을 유발할 수 있고, 지속적인 근육 수축이 대사노폐물의 축적과 혈액공급을 저하시키면서 옵니다.

강한 근육수축이나 지속적인 근육수축은 근육과 연결된 뼈의 골막 부분을 잡아당겨서 자극을 주어 통증을 유발합니다.

이밖에 외부의 힘에 의해 근육이 무리하게 늘어나거나 자발적으로 과도하게 운동하여 조그만 근육섬유가 찢어져서 통증이 생길 수 있습니다.

머리를 갑자기 움직인다거나 사고로 넘어졌을 때 갑작스럽게 강한 근육수축이나 인대가 늘어나 골막에 자극을 주어 통증을 유발합니다.

이는 자동차 사고에 따른 편타성 손상(Whiplash Injury : 머리가 갑자기 앞으로 숙여졌다 뒤로 젖혀지는 손상) 등에서 볼 수 있습니다. 이때 통증이 가장 심하다고 호소하는 부위는 머리와 목이 연결되는 부분, 즉 목을 뒤로 젖히는 근육이 붙는 곳입니다.

골막에 붙는 곳뿐만 아니라 근육 내에 압력이 증가하여 혈관이 수축되거나 대사노폐물이 축적되는 근육 중앙 부위에 통증이 나타나기도 합니다.

## 목 건강에 **좋은 자세, 나쁜 자세**

목 근육이 번갈아가며 수축과 이완을 계속할 때 근육에는 통증이나 피로가 나타나지 않으며 정상적인 활동을 할 수 있습니다. 오랜 시간 운전을 하거나 컴퓨터를 오래 사용하거나 전산직 근로자, 도배사, 재단사들이 오랫동안 나쁜 자세를 지속하여 근육이 수축되면 수축과 이완의 정상 사이클이 깨집니다.

근육이 쉬지 않고 일을 계속하면 혈액공급 저하에 따른 산소 부족과 노폐물 축적으로 통증이 발생합니다. 이러한 수축이 계속되면 더 많은 산소 부족과 노폐물 축적으로 악순환을 반복해 급기야 근육퇴화와 근육수축이 일어납니다.

경추는 무거운 머리를 지탱하여 앉고 설 때 바로 유지해주는 역할 외에 머리의 동적인 운동에도 관여합니다. 경추 7개가 기능적인 단위로 구성되어 요추처럼 C자 모양의 전만곡선을 그리고 있습니다(그림 2-1).

요추의 각 추체가 하는 일은 일정하게 같으나 경추에서는 두개골과 연결된 제1경추와 제2경추의 기능이 특이하고, 제3~7경추의 기능은 요추에서와 같아 경추의 전반부는 무게 부하, 후반부는 미끄러지는 관절 기능을 담당합니다. 요추의 전만곡선에 따라

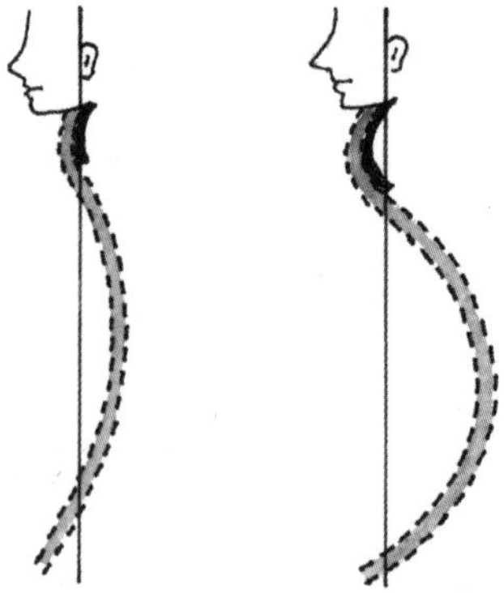

■그림 2-1■

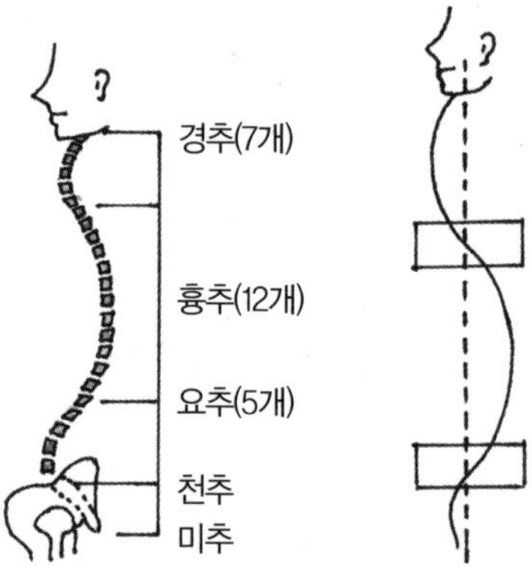


■그림 2-2■

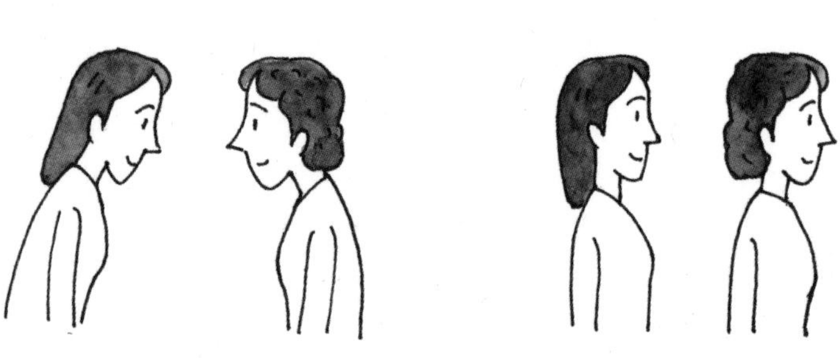

나쁜 자세 좋은 자세

■그림 2-3■

요추 상부의 경추와 흉추의 곡선이 일정한 비율로 결정됩니다(그림 2-2).

만약 어느 곡선이든 굴곡곡선이 증가하면 다른 두 곡선에 영향을 주어 곡선을 증가시키거나 감소시켜 무게 중력을 상쇄합니다.

경추의 자세는 목과 어깨 통증, 피로와 관련이 큽니다. 자세에 영향을 줄 수 있는 요소는 첫째, 유전적인 경우인데 부모나 할아버지, 할머니의 자세가 자손에 영향을 미칠 수 있고, 둘째, 척추나 그 주위에 생기는 질병, 셋째, 습관적으로 나쁜 자세입니다. 습관적으로 나쁜 자세가 가장 흔하지만 예방이 가능합니다.

예를 들면 키가 친구들보다 유난히 큰 어린이가 의식적으로 작게 보이려고 등 위쪽 부위를 구부정하게 움츠린 자세를 습관적으로 취하면 경추의 전만곡선이 감소합니다. 또 가슴이 유난히 큰 여자아이가 가슴이 작게 보이도록 움츠린 자세를 취해도 같은 결과가 올 수 있습니다.

이때 목, 어깨의 피로도가 증가하고 통증이 조기에 나타나서 성인이 되어도 구조적으로 굳어져 척추가 구부정하여 미용상 좋지 않을 뿐만 아니라 척추관절염 등 퇴행성 변화가 빨리 올 수 있습니다.

정신적 · 육체적 긴장은 신체의 다른 근육골격계보다 목 부위에 영향을 많이 주어 긴장성 근육통이 목이나 어깨 주위에 나타납니다. 신경이 예민한 사람이 긴장된 생활을 오랫동안 계속하면 근육이 이완되지 못하고 긴 시간 수축되어 피로와 통증이 쉽게 유발될 수 있습니다.

나쁜 자세(그림 2-3)는 흉추의 후만곡선을 증가시켜 꼽추처럼 두 어깨를 둥그런 상태로 만드는 자세입니다. 이 경우 머리가 몸체보다 앞으로 나오고 경추의 전만곡선을 증가시켜 과신전 상태를 만드는데, 이런 나쁜 자세야말로 피로를 증가시키고 목이나 어깨의 통증을 유발하는 주범입니다.

목 운동은 대부분 두개골과 상부 제1, 2경추에서 이루어집니다. 고개를 끄덕이는 굴곡 신전 운동의 50%가 두개골과 제1경추 사이에서 발생합니다. 회전운동의 50%가 제1, 2경추 사이에서 일어나는데, 90도 정도 회전이 가능합니다. 제3경추에서 제7경추 사이에서도 어느 정도 굴곡 신전 운동이 가능합니다.

척수에서 연결된 신경근은 경추 양옆의 추간공을 통해 목 근육과 상지 근육으로 분포되는데, 추간공은 목 굴곡시 더 크게 열리고 목 신전시 좁아집니다.

제4, 5, 6경추인 중간 부위가 경추 전만곡선의 중심이 되므로 역학적 힘을 가장 많이 받게 되어 퇴행성 변화나 외상시 가장 빈번히 침범받는 부위입니다. 또한 목의 신전근은 제1, 2경추 뒷부위에 집중적으로 분포되어 신전시 스트레스를 가장 많이 받고, 굴곡

근은 제4경추 앞부위에 많이 연결되어 있어 굴곡시 역학적인 힘을 가장 많이 받습니다.

따라서 목 디스크를 비롯한 목 통증은 바른 자세로 예방하는 것이 더욱 중요합니다.

# 목 통증 예방 이렇게 한다

같은 자세로 오래 있는 것을 피하고 갑작스럽게 목을 젖히거나 목을 오래 숙이는 자세를 피해야 합니다. 좋은 자세는 턱을 내리고 머리를 치켜올려 목을 꼿꼿하게 세우는 것입니다.

오랜 시간 쉬지 않고 컴퓨터를 사용할 때 목에 무리가 올 수 있으므로 1시간 정도 작업한 뒤 쉬면서 가볍게 목 운동을 하는 것이 좋고, 모니터는 목이 앞으로 숙여지는 것을 방지하기 위해 눈높이로 조절해야 합니다.

전화 통화할 때 어깨와 목 사이에 전화 수화기를 끼운 채로 통화하면서 작업하면 어깨와 목에 연결된 근육이 더욱 짧아져 목에 문제가 생기므로 전화는 바른 자세로 받는 것이 좋습니다.

비스듬히 누운 상태에서 TV를 보면 누운 채 고개만 치켜들어야 하기 때문에 목에 엄청난 스트레스를 주게 되므로 바른 자세로 앉아서 보는 것이 좋습니다. 목이나 허리 뒤에 쿠션을 받치면 목에 주는 부담을 줄일 수 있습니다.

가방이나 핸드백을 한쪽 어깨에만 메면 한쪽 어깨가 조금 치켜 올려지게 되고 근육에 경직이 일어날 수 있습니다. 배낭 형태의 가방이나 핸드백을 사용하면 목 통증 예방에 도움이 됩니다.

윗몸일으키기를 할 때 힘이 없는 상태에서 손으로 머리를 당겨 올리면 목 관절에 부담을 줄 수 있으므로 무리한 윗몸일으키기는 피하는 것이 좋습니다. 이밖에 가볍게 할 수 있는 목 운동으로 30분마다 한 번씩 가볍게 목 운동을 해주는 것이 목 통증 예방의 지름길입니다.

이렇듯 목 통증 예방은 튼튼한 목을 만드는 데서부터 시작됩니다.

■ 옆으로 잘 때 ■

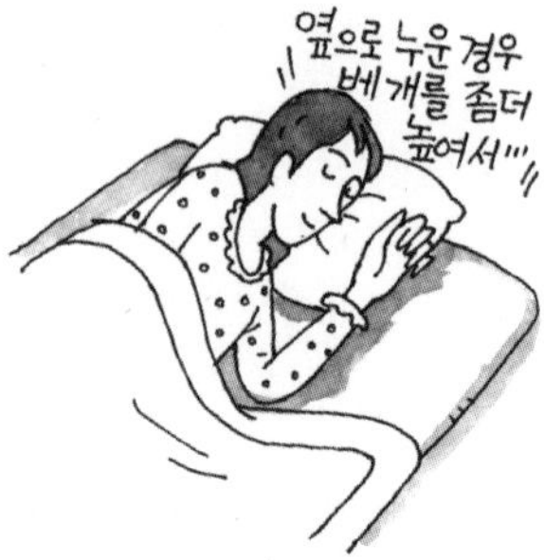


■ 바로 잘 때 ■

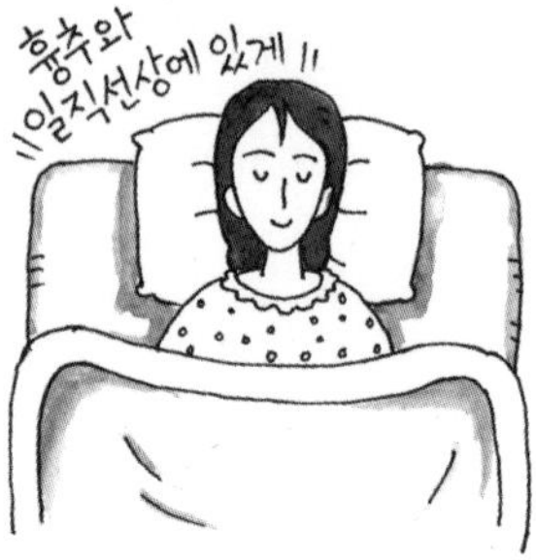


잠잘 때 엎드린 자세를 피하고 바로 누워 낮은 베개를 사용하여 흉추와 일직선상에 있게 하며, 옆으로 누운 경우에는 베개를 좀더 높여서 경추가 흉추와 일직선상에 있게 합니다.

■ 의자에 앉을 때 ■

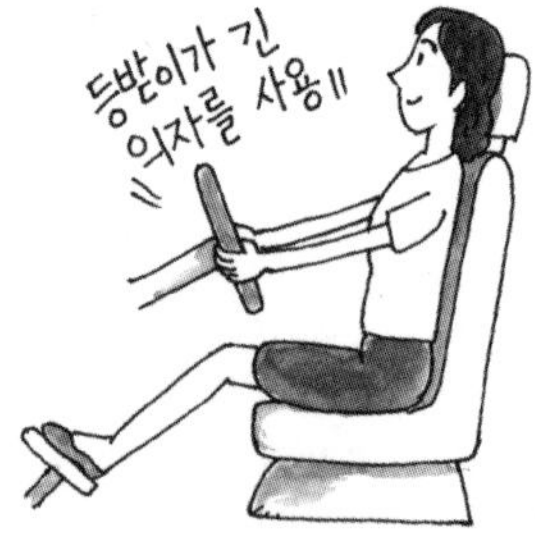


■ 일을 할 때 ■

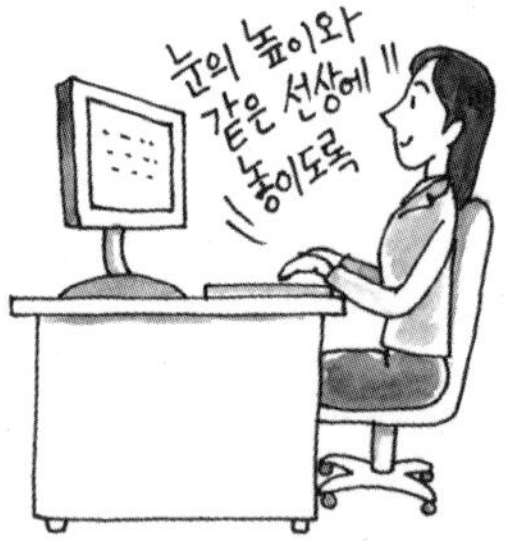


의자에 앉거나 운전할 때 되도록 등받이가 긴 의자를 사용하고 머리 받침대를 활용합니다.

책을 읽거나 일을 할 때 책이나 서류의 높이가 눈의 높이와 같은 선상에 놓이도록 하고, 경추의 과신전이나 과굴곡을 피합니다.

# 목 운동치료 이렇게 한다

목의 운동치료 효과는 다음과 같습니다.

① 전신 운동으로 혈액의 흐름을 좋게 합니다.

② 목, 어깨 주변의 근육을 사용하는 운동을 해서 적극적으로 근육의 수축, 이완을 반복하여 긴장을 풀고 유연성을 높입니다.

③ 긴장을 풀고 쉼으로써 정신적 스트레스를 해소합니다.

④ 내장이 튼튼해집니다.

⑤ 두뇌 활동이 활발해집니다.

⑥ 지방이 줄어듭니다.

⑦ 근육이나 뼈가 튼튼해집니다.

⑧ 온몸이 젊어집니다.

목의 운동치료에는 수동적 운동치료와 능동적 운동치료가 있습니다. 수동적 운동치료의 목적은 목의 유연성을 증가시키기 위한 것이고, 능동적 운동치료의 목적은 목 주위의 근육을 강화시키려는 것입니다.

## 목의 수동적 운동

**따라해볼까요!**

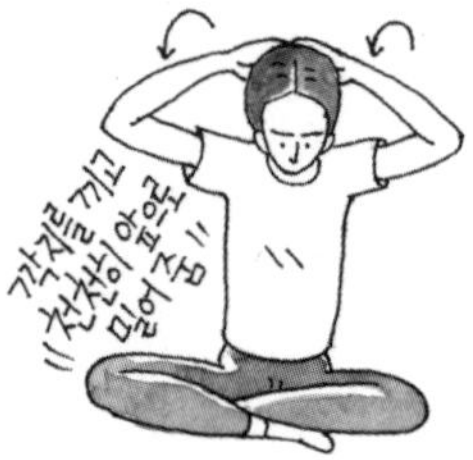


**1**

앉은 상태로 뒤통수에 깍지를 낀 후 앞으로 천천히 밀어줍니다.

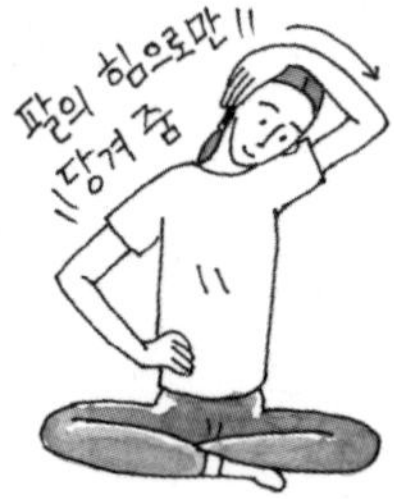


**2**

앉은 상태로 한 손은 반대쪽 머리를 잡은 후 팔의 힘으로만 당겨줍니다. 이때 상체가 움직이면 안 됩니다(반대쪽도 실시).

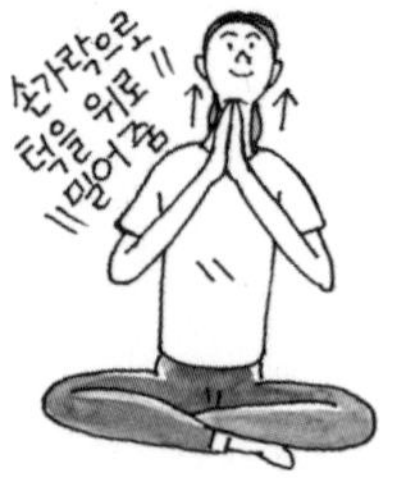


**3**

앉은 상태로 두 손을 손바닥끼리 마주 대고 손가락을 이용하여 턱을 위로 밀어줍니다.

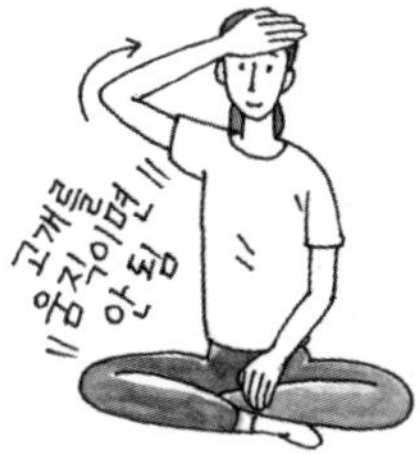


## 4

앉은 상태로 한 손을 이마에 대고 손바닥으로 밀어줍니다. 이때 고개가 움직이면 안 됩니다.

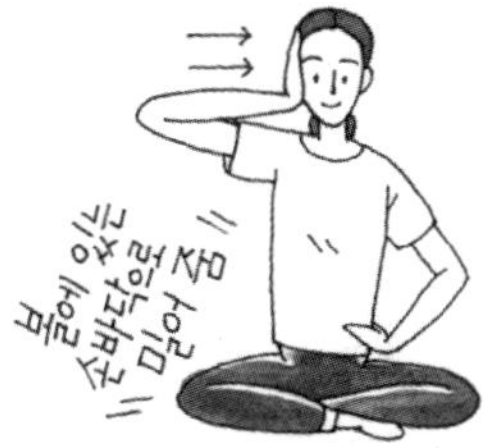


## 5

앉은 상태로 한 손은 볼에, 한 손은 허리에 대고, 볼에 있는 손바닥으로 밀어줍니다. 이때 고개가 움직이면 안 됩니다(반대쪽도 실시).

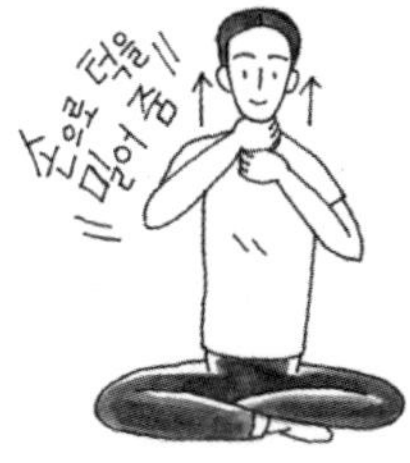


## 6

앉은 상태로 두 손을 주먹을 쥐어 턱에 갖다 대고, 턱을 밀어줍니다. 이때 고개가 움직이면 안 됩니다.

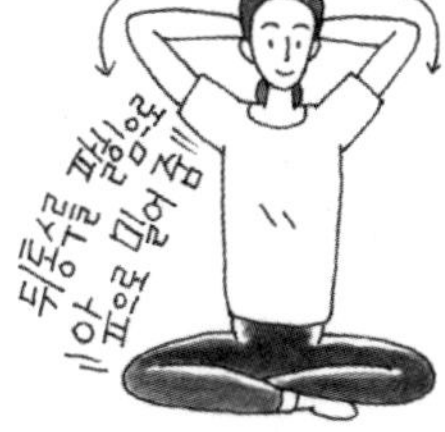


## 7

앉은 상태로 뒤통수에 깍지를 끼고 뒤통수를 팔힘으로 앞으로 밀어줍니다. 이때 고개가 움직이면 안 됩니다.

**주의사항**

① 시작부터 너무 심하게 스트레칭하지 않습니다.

② 편안한 자세에서 스트레칭 상태를 유지합니다.

③ 천천히, 깊숙이, 자연스럽게 숨을 쉽니다.

④ 급히 움직이지 않습니다.

⑤ 스트레칭이 되고 있는 부위에 대해 생각하면서 스트레칭감을 느낍니다.

⑥ 유연성에 초점을 두지 않습니다.

⑦ 각 동작을 수행할 때 절대로 반동을 주어서 실시하면 안 됩니다.

## 목의 능동적 운동

**따라해볼까요!**

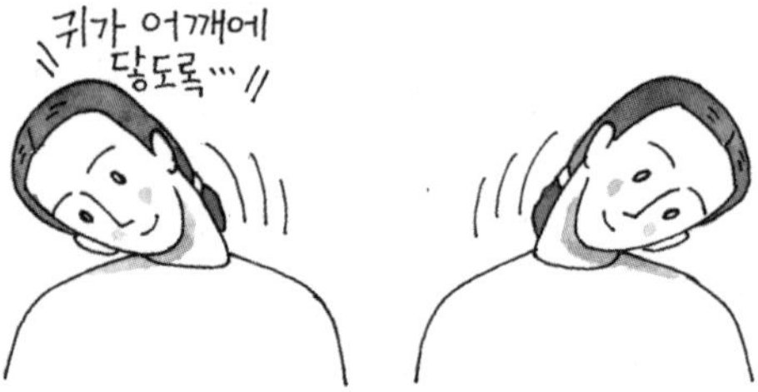


■목 옆으로 젖히기■

양쪽 어깨를 밑으로 내리고 오른쪽 귀가 어깨에 닿도록 머리를 오른쪽으로 내립니다.

▶ **승모근, 흉쇄유돌근 등 어깨 주변 근육을 풀어줍니다.**

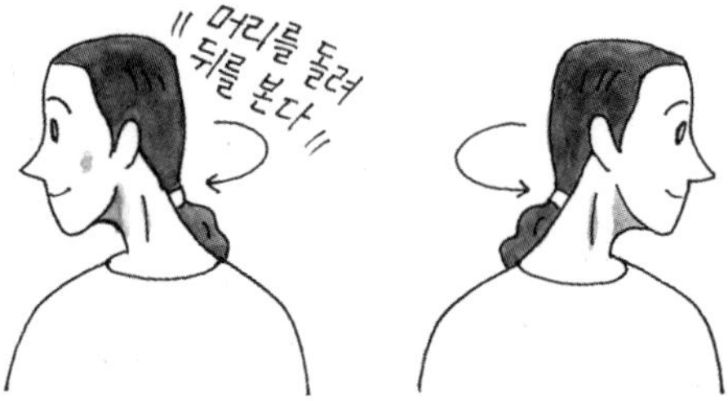


■ 회전하기 ■

양쪽 어깨를 밑으로 내리고 머리를 오른쪽 뒤로 돌려 뒤를 바라봅니다. 좌우 반복해서 실시합니다.

▶ **목과 어깨 주변 근육을 풀어줍니다.**

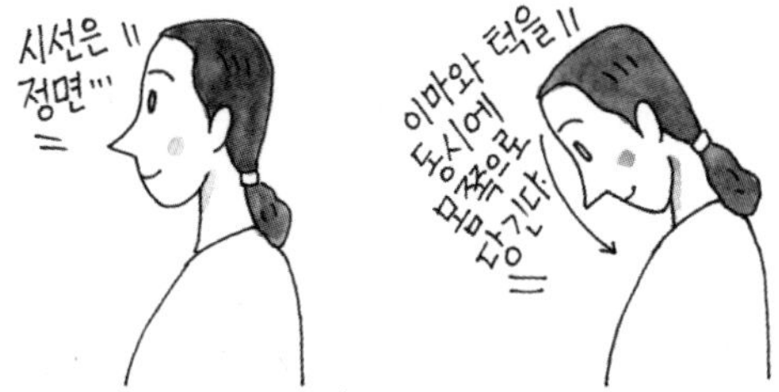


■ 턱 당기기 ■

시선은 정면을 향하고 이마와 턱을 동시에 몸 쪽으로 당긴 채 15초 동안 정지합니다. 5회 반복 실시합니다.

▶ **목 주변의 근육을 강화하는 운동입니다.**

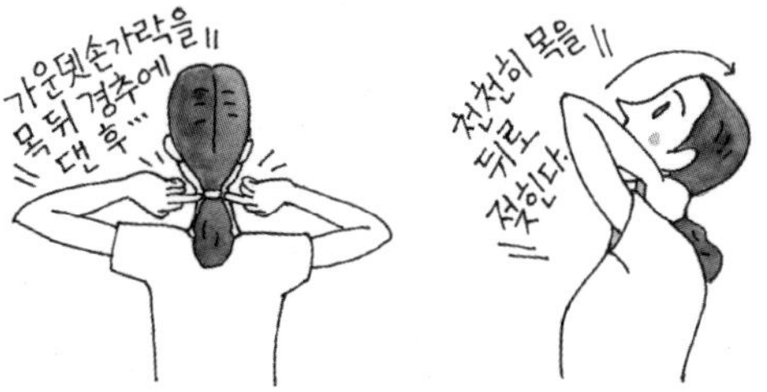


■ 목 뒤로 젖히기 ■

양손 가운뎃손가락을 모아 목 뒤 경추에 댄 후 천천히 목을 뒤로 젖히고 30초 동안 버팁니다. 5~10회 반복 실시합니다.

▶ **일자목의 만곡을 만들어줍니다.**

chapter 3

# 목 디스크는 왜 생길까?

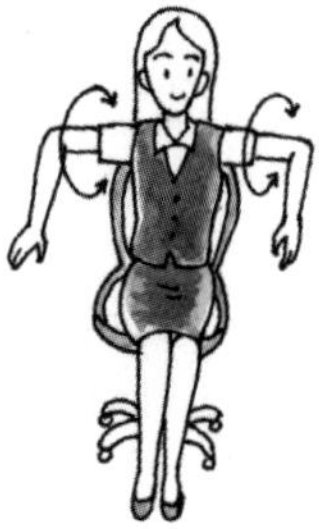

## 지긋지긋한 통증을 유발하는 목 디스크

경추 추간판 탈출증은 흔히 우리가 목 디스크라고 알고 있는 질환으로, 나이에 따른 디스크 변성으로 목 통증이나 신경근 증상, 척수증의 기능장애를 일으키는 질환입니다. 변성은 디스크 간격의 감소, 골극 형성 등 형태학적인 변화 때문에 임상 증상이 동반되는 것을 말합니다.

경추 제1~2번 사이를 제외한 각 척추 사이에 디스크(추간판)가 삽입되어 있는데, 이러한 디스크는 젤 타입의 수핵과 이 수핵을 감싸는 섬유륜으로 구성되어 있습니다. 뼈마디에서 스프링 역할을 해주는 디스크는 일상생활에서 생겨날 수 있는 크고 작은 충격을 완화해주어 척추가 제기능을 할 수 있도록 도와줍니다.

디스크는 전후좌우로 튼튼한 인대 조직에 둘러싸여 있어 좀처

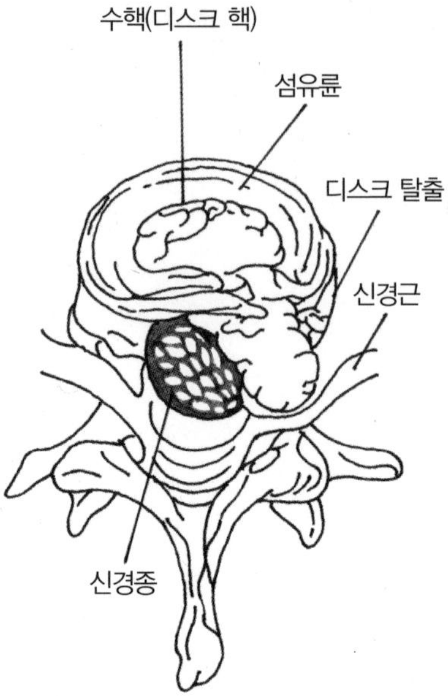


럼 밀려나오지 않습니다. 하지만 좋지 않은 자세나 사고 등 외부적인 자극으로 척추뼈가 제자리를 잃고 삐뚤어지게 되면 마치 고무풍선의 한쪽을 누르면 다른 한쪽이 밀려 커지는 것같이 되면서 주위 신경근을 자극해 통증을 유발합니다. 이것이 우리가 말하는 디스크 질환이며 추간판 탈출증이라고도 합니다. 목뼈 사이에 있는 디스크가 밀려나와 신경을 눌러 생긴 증상을 목 디스크 질환이라고 합니다.

목 디스크 탈출에는 추간판의 탈출에 따른 연성 디스크 탈출증과 추간판 주위에 형성되는 골극(뼈가 가시처럼 솟아나는 현상)에 따라 척수나 신경근이 압박되는 경성 디스크 탈출증이 있습니다.

연성 디스크 탈출증은 디스크의 섬유륜이 터지면서 수핵이 탈출해 신경근이나 척수가 압박되는 상태로, 어느 연령층에나 올 수 있습니다.

경성 디스크 탈출증은 노화로 인해 디스크 주위에 형성되는 골극 때문에 척수나 신경근이 압박되는 상태입니다. 주로 제5~6번 경추 사이, 제6~7번 경추 사이가 다른 부위보다 골극이 잘 형성됩니다.

수핵 탈출은 퇴행성 변화의 초기에 볼 수 있는 현상이므로 연성 디스크 탈출증이 30~40대에 호발하는데 반해, 경성 디스크 탈출증은 대체로 50세 이후에 많습니다.

목 디스크 탈출로 목 통증, 신경근증, 척수증의 증상이 나타날 수 있습니다.

# 디스크 변성은 왜 생기나?

목 디스크 탈출에서 볼 수 있는 모든 방사선 소견과 임상 증상은 디스크 변성의 결과라 할 수 있습니다. 이는 수핵의 생화학적 변화로 시작되며 이어서 목 디스크 탈출에서 볼 수 있는 여러 가지 형

**▪ 디스크 변성의 발생 과정 ▪**

디스크 간격의 감소, 관절낭과 인대의 이완

↓

디스크의 불안정성

↓

골극 형성

↓

척추관 협착

↓

신경근증 또는 척수증 증상

태학적 변화가 단계적으로 나타납니다.

목 디스크의 변성 변화도 요추에서와 거의 동일하며 비슷한 과정을 거칩니다. 수핵은 주로 프로테오글리칸(proteoglycan)과 물로 구성되어 있습니다. 프로테오글리칸은 삼투 성질이 있어 물을 흡수하여 수핵 내의 정상 수분량과 탄력을 유지합니다. 나이가 들면 수핵 내 프로테오글리칸과 수분이 감소되어 탄력을 잃고 외부 충격을 균등히 분배하는 기능이 떨어집니다.

디스크 변성의 발생 과정은 디스크 간격의 감소와 관절낭, 인대의 이완으로 불안정성이 생기고 이에 대한 반응으로 추간판 변연부와 후방관절, 구추관절 등에 골극이 형성되어 척추관 협착을 일으켜 신경 압박의 부위에 따라 신경근증 또는 척수증 증상이 나타나게 됩니다.

목의 관절은 요추에서 볼 수 있는 디스크와 양측의 후방관절 2개 이외에 후방 양측에 있는 구추관절을 포함하여 5개 관절로 이루어져 있습니다.

추간공 주위의 골극 형성은 후방관절과 구추관절의 골극 형성과 함께 경성 디스크 탈출증을 일으킵니다

경추에서 디스크 높이는 전체 경추 길이의 약 22%를 차지하며, 요추와 마찬가지로 전만곡을 이루지만 전만곡의 형성이 추체 자체의 모양보다는 디스크 높이에 따릅니다. 즉 디스크 간격이 후방

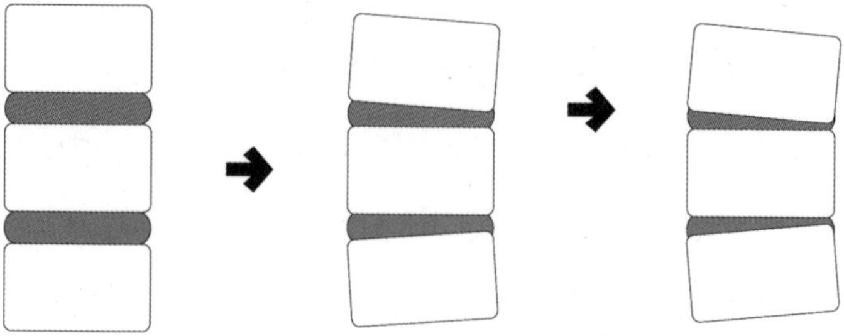

■정상 디스크 간격■ ■후방의 구추관절이 먼저 맞닿음■ ■디스크 간격 감소■

보다 전방이 높기 때문에 전만곡이 유지됩니다. 그러므로 변성으로 디스크 간격이 감소되면 먼저 후방의 구추관절이 서로 맞닿게 되고, 더욱 진행하면 디스크 간격의 감소가 전방에서만 일어나 전만곡이 감소되거나 후만곡 변형을 일으키게 됩니다.

목 디스크 탈출에는 세 가지 형태가 있습니다.

첫째, 외측 추간공 탈출, 둘째 후외방 탈출, 셋째 척수증(myelopathy) 증상을 유발하는 정중앙 탈출이 있습니다. 이 가운데 외측 추간공 탈출이 가장 흔합니다. 척수증이란 척수가 눌려서 나타나는 여러 증상의 총칭입니다. 외측 추간공 탈출과 후외방 탈출은 신경지배 영역의 감각이상과 통증을 일으키며 신경지배 근육의 근력 약화, 위축 등을 유발합니다.

chapter 4

# 그림으로 보는 목 디스크 증상과 진단

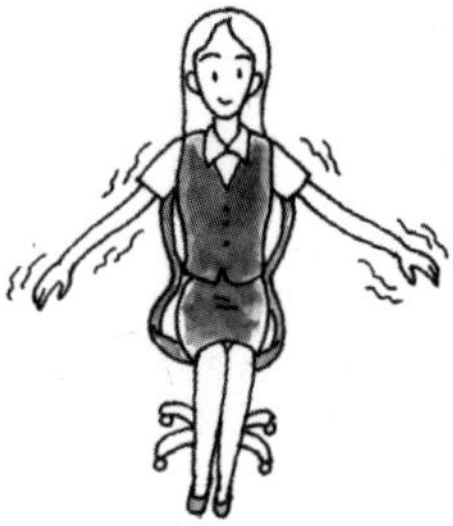

# 그림으로 보는 목 디스크 증상

목 디스크 탈출은 대개 신경근증을 유발하며 척수증은 드물게 나타납니다. 신경근증의 임상 증상은 목 통증과 어깨, 팔, 손끝으로 내려가는 방사통이 나타나고, 목을 뒤로 젖히면 방사통이 가중되며 팔을 머리 위로 올리면 통증이 완화되는 특징이 있습니다. 신경학으로는 팔, 손가락의 감각이 둔해진다든지 근력 약화, 건반사의 저하로 알 수 있습니다.

| | |
|---|---|
| **신경근증** (Radiculopathy) | • 신경근이 탈출된 목 디스크 등에 압박되어 오는 증상<br>• 어깨, 팔, 손 방사통<br>• 팔이나 손의 힘이 약해짐 |
| **척수증** (Myelopathy) | • 척수가 눌려 오는 증상<br>• 손의 미세한 운동 기능 저하<br>• 다리 마비<br>• 발바닥을 긁으면 엄지발가락이 위로 올라감 |

## 경추신경의 압박부위별 증상

목 디스크는 눌리는 신경의 위치에 따라 통증의 위치도 변합니다.

■목 디스크 증상 1■

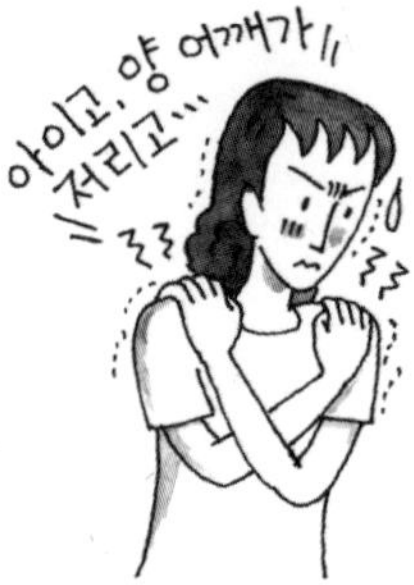


경추 제5번 신경이 눌리면 어깨가 저리고 아픕니다.

■목 디스크 증상 2■

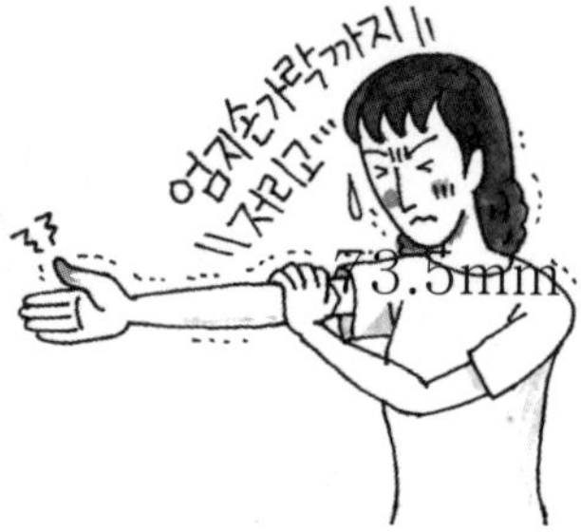


경추 제6번 신경이 눌리면 어깨에서 팔을 지나 엄지손가락까지 저리고 아픕니다.

■목 디스크 증상 3■

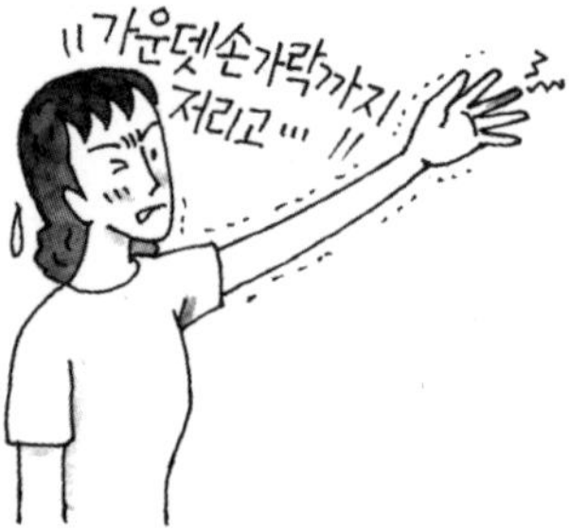


경추 제7번 신경이 눌리면 어깨에서 팔을 지나 가운뎃손가락까지 저리고 아픕니다.

■목 디스크 증상 4■

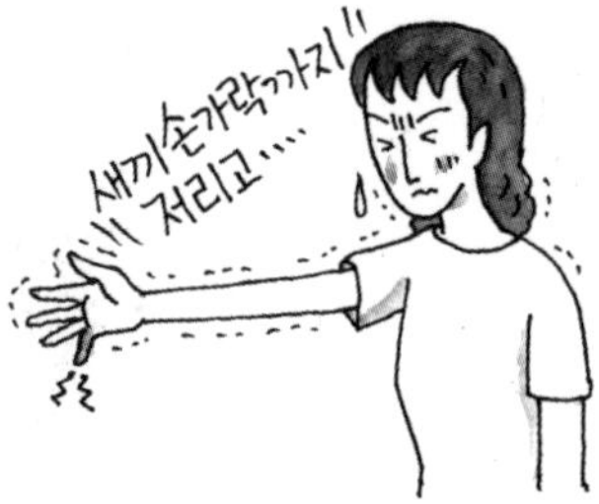


경추 제8번 신경이 눌리면 어깨에서 팔꿈치를 타고 내려오면서 새끼손가락까지 저리고 아픕니다.

## 목 디스크 탈출이 의심되어 의사의 진찰이 필요할 때

① 목 통증이 지속적으로 있을 때

② 어깨와 등뒤 또는 앞가슴으로 내려가는 방사통이 있을 때

③ 팔 저림 증상이 있을 때

④ 손에 감각이상(무딘 감각, 예민한 감각)이 있을 때

⑤ 통증이 없는데도 어깨를 들어올릴 수 없을 때

⑥ 팔이나 손가락의 힘이 약해질 때

⑦ 목욕탕 물을 적당한 온도로 맞추기 힘들 때

⑧ 와이셔츠 단추 채우기가 힘들 때

⑨ 물건을 들고 있다가 자기도 모르는 사이에 떨어뜨릴 때

⑩ 걸을 때 다리가 휘청거리는 느낌이 있을 때

⑪ 대소변 장애가 있을 때

# 그림으로 보는 목 디스크 진단 과정

환자에 대한 임상적 평가는 환자의 신체적 불편뿐만 아니라 감정적·사회적 요소를 포함하여야 합니다. 환자의 전신 상태, 관심, 심리적 걱정뿐 아니라 목 디스크 탈출이 선천성인지 퇴행성인지 아니면 외상에 따른 것인지를 환자나 부모와 면담해서 정보를 얻습니다. 발생 원인을 확인한 뒤 원인에 적합한 검사를 시행합니다.

평가는 환자가 병원으로 들어오는 순간부터 시작됩니다. 환자의 나이, 자세, 습관, 증상의 악화나 완화, 걸음걸이, 신체 크기, 직업(사무직인지 노동직인지) 등도 면담 내용에 포함되어야 하며, 환자가 선호하는 여가생활, 직업, 가족 상황, 의사와의 관계도 면담에 포함되어야 합니다.

환자가 호소하는 증상의 위치에 따라 목 통증이나 신경증, 척수증의 증상을 파악합니다. 목 통증만 있는 환자는 보통 보존적 치료를 합니다. 팔로 내려가는 방사통이 심한 환자는 다른 여러 가지 보존적 치료를 시도해볼 수 있습니다. 이런 방법으로 해결되지 않고 방사선 검사로 병변이 확인된 때는 외과적 감압술이 효과가 있는 경우가 많습니다.

목 통증은 원인이 다양하므로 의사는 척추, 근골격계, 뇌척추계, 어깨관절, 심호흡계 등 목에 통증이 생길 수 있는 모든 원인을 확인해야 합니다.

척추에서 오는 목 통증도 원인이 다양한데, 이에는 퇴행성 변화, 인대 염좌, 감염, 종양 등이 있습니다. 환자는 진단을 정확하게 하기 위해서 증상의 시작 시기나 발현요소 등 세부적인 정보를 제공해야 합니다. 예를 들면 증상이 밤사이에 발생하는지, 아침에 일어날 때 발생하는지는 물론 증상을 완화시키는 자세 등을 알아야 합니다.

신경근증에서는 어깨, 팔, 손 등에 방사통, 저린감이 있고 팔과 손의 힘이 약해집니다. 〈그림 4-1〉과 같이 손을 올려 머리 뒤에 붙이면 방사통이 호전됩니다.

수면, 목의 자세, 그리고 증상을 악화시키는 행동도 설명해야 합니다. 가장 중요한 것은 방사통을 유발하는 자세를 알아내는 것이며 〈그림 4-2〉와 같이 목을 뒤로 젖히고 회전할 때 방사통이 유

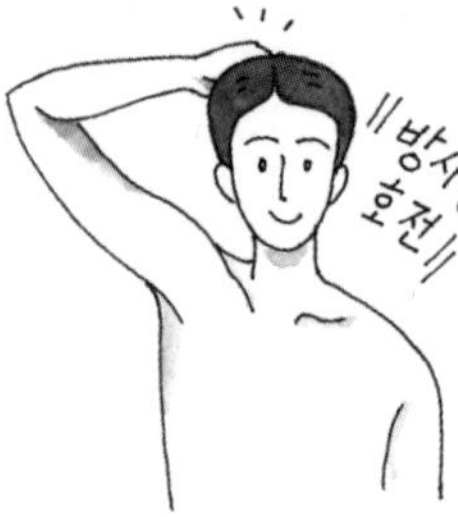


■그림 4-1■

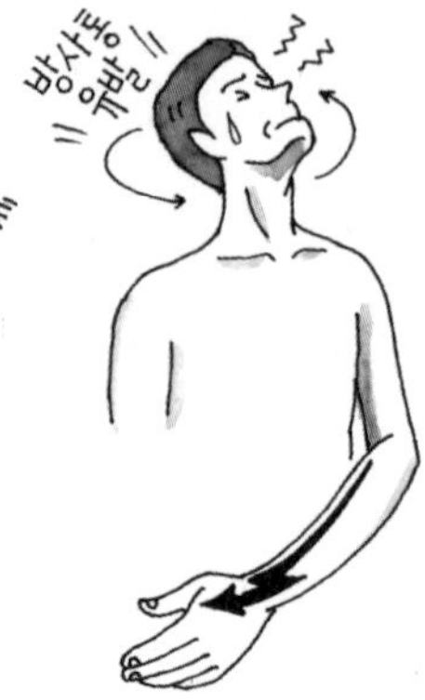


■그림 4-2■

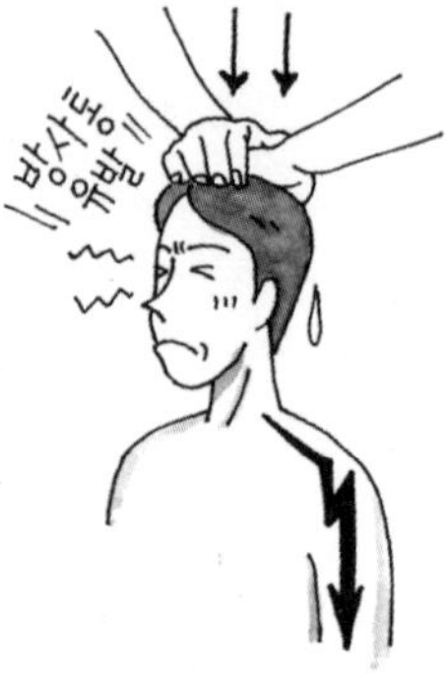


■그림 4-3■

발되거나, 〈그림 4-3〉과 같이 머리를 위에서 누르면 방사통이 유발됩니다.

감각이상과 저린감은 통증과 구별하여야 합니다. 왜냐하면 감압술 후에도 신경조직 손상이 만성화되거나 신경의 재생 능력이 저하되어 있기 때문에 감압술 후 통증은 즉시 해소되지만, 감소된 신경기능인 감각이상, 저린감은 천천히 회복되기 때문입니다.

척수증의 경우 환자는 대개 상·하지에 오랜 기간 흔하지 않은 증상을 호소합니다. 환자에게는 단추 잠그기나 글쓰기 같은 일상생활의 불편함과 비틀거리거나 보행장애가 나타날 수 있습니다. 이런 증상은 느리게 진행됩니다. 간혹 환자는 발을 끌거나 자주 넘어지는 것을 가족 또는 이웃이 말해줘서 알게 됩니다.

●
# 목 디스크 진단을 위한 검사 방법
○

## 방사선 검사(Radiographic Test)

### (1) 단순X선 검사(Plain X-ray of spine)

척추골에 아무 조작을 하지 않고 X선을 촬영하는 것을 단순 촬영이라고 합니다. 이는 가장 손쉽고 저렴한 검사이면서도 뼈의 외상, 퇴행성 변화 등을 확인하는 데 적합합니다. 주로 전후면(Anteroposterior view), 측면(Lateral view)과 양쪽 사위면(Both oblique view)을 많이 촬영하며 필요에 따라 측면 굴곡-신전 사진을 찍을 수 있습니다.

이 검사는 주로 척추뼈의 이상 소견을 보여주며, 추간판이나 인대, 신경조직 같은 연부조직은 잘 보이지 않습니다. 척추뼈의 정렬 상태나 양쪽의 대칭 여부, 여러 가지 관절염 소견, 디스크 간격의 변화, 추간공의 크기 등을 관찰합니다.

촬영상 이상이 없다면 통증 부위는 대부분 몇 주 동안 물리치료를 하게 됩니다. 그런데 호전되지 않거나 더 악화된다면 정밀검사를 하려고 CT나 MRI를 촬영하게 됩니다.

X선 사진을 찍기 전에 임신 중인지 알려줘야 합니다. 정형외과 영역에서 X선 검사 전에 금식을 하는 등 특별한 준비가 필요한 경우는 거의 없습니다. 가끔 X선 검사 사진을 현상해서 깨끗하게 안 나오면 다시 찍기도 합니다.

### (2) 전산화 단층촬영(CT scan)

단층촬영은 사람의 인체를 횡으로 잘라 그 단면을 보여주는 것으로, 원리는 뼈, 내장, 혈관 등 조직에 따라 X선 흡수율이 서로 차이가 있으므로 X선을 비추고 그 흡수율 차이를 컴퓨터로 계산해 단면도를 그리는 것입니다. 척추종양, 혈관기형 등 많은 질병에서 MRI 소견이 더 유용하게 이용되나 외상 등에서는 CT가 이용됩니다.

### (3) 자기공명영상검사(MRI)

MRI는 강한 자장 내에 인체를 넣어 전파를 발생시킨 다음 그 파

형의 분포를 컴퓨터로 분류, 영상화하는 것입니다. 우리 몸에 가장 많은 물 분자 내에 있는 수소 원자를 기본으로 하기 때문에 영상의 치밀도가 높고 정확하여 추간판 탈출증뿐만 아니라 다른 척추 질환을 검사할 수 있으므로 정확한 원인을 찾는 데 많은 도움이 됩니다. MRI는 시상면으로 추간판 탈출증과 돌출한 절편을 직접 영상화할 수 있는 장점이 있습니다.

즉 MRI는 CT의 적응증과 유사하나 다양한 단면으로 영상화할 수 있고, 횡단면으로 신경근에 대한 추간판 압박 정도를 알 수 있습니다. 그러므로 진단을 정확히 내리거나 수술 전 계획을 세우는 데 아주 중요한 검사입니다. 그러나 골다공증으로의 변화나 석회화 병변의 평가에는 CT보다 못합니다.

MRI 촬영시 강한 자기장이 형성되므로 촬영 전에 심장박동기나 금속물을 가지고 있는지 알려줘야 합니다.

환자는 전동 테이블에 편안히 누워 있으면 되고, 자동으로 강한 자기장 내에서 왔다갔다하면서 검사가 됩니다.

MRI는 여러 각도의 단면 사진을 보여주는데, 경우에 따라 조영제를 주사한 후 검사하기도 합니다. 조영제 사용 전에 조영제 알레르기 여부를 확인해야 합니다.

### (4) 핵의학 검사(Bone Scan)

허리나 목이 아프다고 핵의학 검사가 필요한 경우는 별로 없습니다. 그러나 종양, 척추 감염, 일부 골절이 의심되는 경우 이 검사가 많은 도움이 됩니다.

이 검사는 단독으로 시행하지 않습니다. MRI나 CT 촬영 후 해부학적으로 병의 위치를 어느 정도 정확히 알고 나서 다시 확인하는 정도의 검사입니다. 예를 들어 암이 척추에 퍼져 있는데 몸의 다른 뼈에도 퍼져 있는지 여부를 아는 데는 아주 좋은 검사 방법입니다.

## 신경 생리학적 검사(Neurophysiologic Test)

### 근전도 검사와 유발전위검사

근전도 검사(EMG)는 신경을 자극하여 뇌나 근육에서 오는 전기적인 신호를 기록하여 그 신호의 이상 유무로 결과를 확인하는 검사로, 전기 자극이 약간 필요합니다. 전기 자극시 아주 작은 침을 사용하므로 검사가 끝나면 부작용과 통증이 없는 안전한 검사입니다.

유발전위검사는 근육을 지배하는 말초신경을 피부 위에서 전기 자극하여 그 때문에 유발되는 근육 활동 신호를 측정하는 검사입니다.

근전도 검사는 단일 신경근의 병변인 경우 약 85%의 정확성을 보인다고 합니다. 추간판 탈출증에 따른 신경근의 압박 외에도 기타 신경근증과의 감별 진단에 사용합니다. 급성기에는 이상 소견이 나타나지 않으므로 이용할 수 없고 발병 3주가 지나야만 진단 가치가 있습니다. 그 외 유발전위검사(SEP)도 감별진단으로 합니다.

결론적으로 일단 환자의 증상과 진찰 소견으로 대부분의 디스크 탈출은 진단이 가능하며, 이를 확인하기 위하여 이 같은 다양한 검사를 시행하는 것입니다.

물론 이러한 여러 가지 검사가 모두 필요한 것은 아닙니다. 근전도와 같이 간혹 도움이 되나 거의 사용할 필요가 없는 검사도 있습니다. 따라서 전산화 단층촬영, 자기공명영상검사 등으로 확인할 수 있으나 이 중 가장 도움이 되는 한 가지 검사 방법을 고르라고 하면 자기공명영상검사를 들 수 있습니다.

이러한 고가의 검사를 무조건 시행하기보다는 보존적인 치료를 시행한 뒤 증상이 호전되지 않는 경우 수술적 치료를 고려할 때 환자의 증상에 따라 이 검사를 시행하는 것이 바람직합니다.

chapter 5

# 전문의가 쉽게 알려주는 목 디스크 치료

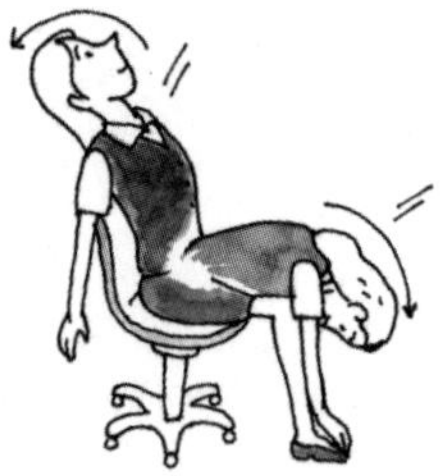

## 목 디스크 종류에는 어떤 것이 있나?

목 디스크 탈출은 크게 연성 디스크 탈출과 경성 디스크 탈출로 나눌 수 있습니다.

앞에서도 말했듯이 디스크는 수핵과 이를 싸고 있는 섬유륜으로 구성되어 있는데, 연성 목 디스크 탈출은 경추와 경추 사이에 들어 있는 디스크의 섬유륜이 찢어져 수핵이 삐져 나와 신경이나 척수를 누르는 것을 말하고, 경성 목 디스크 탈출은 뼈의 퇴행성 변화로 골극이 신경이나 척수를 누르는 것을 말합니다.

보통 목 디스크라고 하면 연성 목 디스크 탈출을 말합니다. 연성 목 디스크 탈출을 목 디스크라고 부르는 이유는 여러 가지 목 디스크 탈출 중에서 가장 흔한 병이기 때문입니다.

여러 연구 보고에 따르면 연성 목 디스크 탈출로 팔, 어깨, 손만

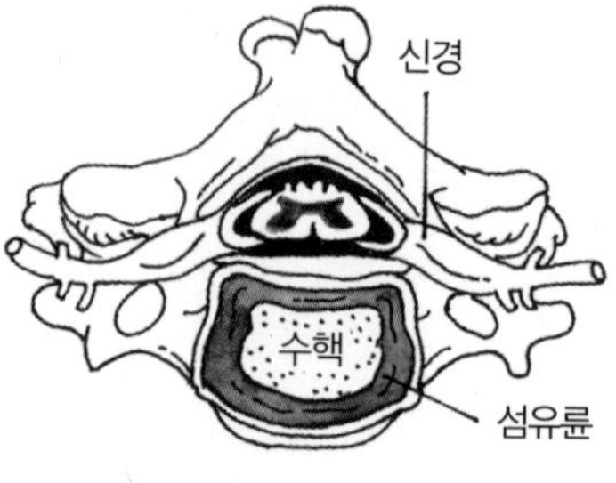


■정상 목 디스크■

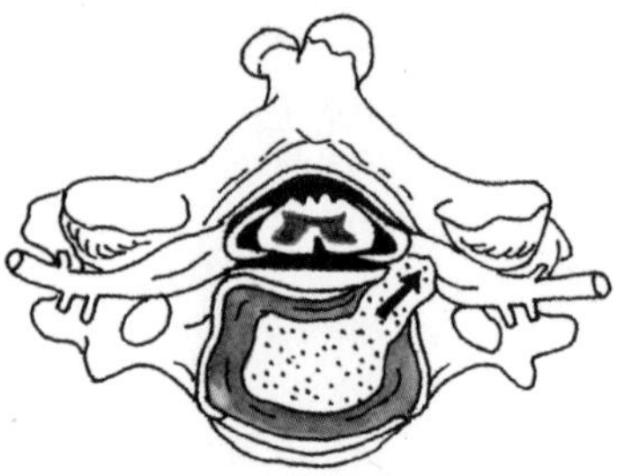

■돌출된 목 디스크■

아픈 신경근 증세(Radiculopathy)가 있는 경우에는 대부분 수술하지 않고도 치료할 수 있습니다.

마이너와 델치너는 1994년에 환자 21명을 대상으로 하여 외과적 수술 없이 탈출된 수핵 덩어리가 줄어들면서 저절로 상지 방사통이 사라지는 것을 척추 컴퓨터 촬영으로 확인하였고, 부시는 1997년에 환자 12명을 대상으로 하여 외과적 수술을 하지 않고도 신경근 증세가 호전된 것을 MRI로 보여주었습니다.

연성 목 디스크 탈출은 허리 디스크 탈출보다 목 디스크 탈출에서 자연치유력이 더 높다는 보고가 있는데, 허리 디스크는 몸의 체중을 부하받으나 목 디스크는 머리 무게만 받치고 있기 때문입니다.

탈출된 디스크는 크기가 줄어들거나 신체에서 이물질로 취급되어 면역세포와 거식세포들이 먹어서 없애버립니다.

그러나 탈출된 디스크 내에 섬유질 계통의 질긴 물질이 많은 경우, 크기가 저절로 줄어들지 않는 것들이 있는데, 이런 큰 디스크가 탈출하면 연성 목 디스크 탈출증도 수술이 필요한 경우가 생기기도 합니다.

## 수술하지 않고 치료하는 방법

경성 목 디스크 탈출이 연성 목 디스크 탈출에 비해 자연치유율이 낮은 편이기는 하지만, 경막외 스테로이드 주사법 같은 약물치료, 물리치료, 재활운동요법 같은 보존적 요법이 연성 목 디스크 탈출은 물론 경성 목 디스크 탈출에도 효과가 있습니다.

물리치료 중 지압이나 척추 교정술은 연성 목 디스크 탈출에서는 적용이 가능하지만, 경성 목 디스크 탈출 치료에서는 절대 금해야 합니다.

왜냐하면 경성 목 디스크 탈출에서 지압처럼 목을 갑자기 돌리거나 누르며 잡아당기는 등의 치료 방법을 잘못 사용하면 뇌로 가는 척추동맥 손상이나 하반신을 지배하는 척수신경 마비 등 갑자기 전신마비나 반신불수가 올 수 있기 때문입니다. 하지만 일반적인 물리치료 방법은 동일합니다.

## 물리치료

### (1) 침상휴식

수건이나 타월을 말아 목을 받쳐주거나 낮고 부드러운 베개를 받쳐주어 목이 약간 굴곡된 상태를 유지하는 것이 좋습니다. 목이 약간 굴곡된 상태에서는 신경이 지나는 길이 넓어집니다.

### (2) 냉치료

급성기엔 열보다 냉치료가 효과적입니다. 얼음덩어리로 마사지하거나 얼음주머니로 찜질함으로써 연조직의 부기를 줄이고 근이완과 진통효과를 볼 수 있습니다.

### (3) 열치료

치료 초기에 강한 열을 투여하면 오히려 근강직과 통증을 악화시킬 수 있으므로 너무 뜨거운 열치료는 좋지 않습니다. 온습포, 전기패드, 심부열인 초음파, 적외선, 더운 샤워 등이 주로 사용됩니다.

또한 100와트짜리 전구를 50~60cm 거리에서 쪼이는 것도 간편하게 사용할 수 있는 열치료 방법입니다.

### (4) 마사지

급성기가 지난 후 목 주위 근육 등에 활용할 수 있습니다. 혈액과 림프순환, 진정, 이완작용 등이 있습니다.

### (5) 견인치료

견인술은 목의 뒷부분 근육과 인대를 길게 스트레칭해주고, 목의 후방관절을 확장하여 추간공(신경구멍)을 넓혀줌으로써 신경압박을 감소시키는 효과가 있습니다.

경성 목 디스크 탈출의 경우 물리치료 중 목 견인치료가 가장 중요한데, 견인치료 외에도 근육이완제와 진통소염제를 열요법, 초음파요법, 전기자극요법 등과 병행하기도 합니다.

### (6) 목 보조기

급성기에 목을 고정시켜 운동을 어느 정도 제한하며, 목에 가해지는 머리 무게를 감소시키기 위해 쓰이나, 어떤 보조기든 목을 완전히 고정하긴 힘듭니다.

목 보조기를 착용할 때는 사람마다 목 길이와 윤곽이 다르기 때문에 개인에 맞게 착용해야 합니다.

목이 약간 숙여진 상태가 유지될 수 있도록 목 앞쪽의 보조기 높이는 낮게 하고, 뒤쪽으로 젖혀지는 것을 방지하기 위해 뒤쪽 높이는 높게 하는 것이 일반적인 원칙입니다. 고개를 너무 숙인 상태로 착용하면 신경근을 포함한 인대와 근육이 잡아당겨져 오히려 자극이 생겨 더 큰 통증을 호소할 수도 있습니다.

목 보조기를 약간 구부린 상태로 환자의 사이즈에 맞게 착용한 경우 후방에 있는 목뼈 사이가 넓어지고, 보조기 자체가 피부에 감각 자극을 유발해 따스한 열을 근육에 주어 통증 감각을 감소하는 효과도 있습니다.

목 보조기는 목을 완전히 고정하지 않고 어느 정도 움직일 수 있기 때문에 능동적 근수축 운동을 가능하게 하여 근육 위축을 방지하기도 합니다. 그러나 장기간 사용하면 근육이 약해지는 것을 피할 수 없기 때문에 목 보조기 착용시 수동적 목근육 강화훈련을 게을리해선 안 됩니다.

### (7) 전기자극요법

전기자극요법의 원리는 지름이 큰 감각 신경섬유를 표피에서 자극하여 지름이 작은 통증 신경섬유를 통해 척수로 들어오는 통증을 척수 후각에서 조절하여 통증을 못 느끼게 한다는 관문조절설(gate control)과 체내에 전기자극으로 생긴 엔도르핀을 분비하게 하여 통증을 감소시킨다는 엔도르핀설이 있습니다.

주의할 점은 심장박동기를 착용한 환자나 임신 3개월 내의 임부에게 사용하면 안 되고 경동맥의 자극을 피해야 합니다.

## 약물치료

약물치료로는 2주 동안 비스테로이드성 진통소염제를 사용하기도 하는데, 통증이 심하거나 진통소염제 투여에 반응이 없으면 목 신경근에 직접 진통소염제를 주사하는 경막외 주사법이 좀더 효과적입니다.

## 경막외 또는 신경근 통증 차단 주사법

6주가 지나도 자연치유되지 않으면 다른 치료법이 필요합니다. 탈출된 디스크가 신경근을 오래 누르면 신경근 내부의 신경세포가 변화를 일으키는데, 이 신경근 내부의 흉터를 방지하기 위해 부신피질호르몬(코티코스테로이드)을 주사하는 방법을 씁니다.

경막외 주사법은 일종의 국소적 약물치료로 숙련된 전문의사에게 받아야 하는데, 전문의가 정밀하게 시행하면 부작용이 거의 없는 안전한 방법입니다. 평균 2.5회 정도 주사하는데 한두 번만 맞아도 좋아지는 사람이 있고, 여섯 번까지 맞아야 완치되는 사람도 있습니다.

보통 씨-암이라는 방사선 영상 강화기(목의 구조가 순간적 방사선 촬영으로 모니터 위에 확대되어 나타난다)를 이용하여 정밀하게 목의 신경근이나 신경경막 위에다 국소마취제와 부신피질호르몬제를 주사하게 됩니다.

주사를 맞는 간격은 통증의 정도에 따라 결정하는데, 대부분 몇 주에서 몇 개월 사이입니다. 견딜 만한 만성 통증은 대개 3개월 이내에 좋아지기 때문에 3개월까지는 수술하지 않고 이 방법으로 견뎌볼 수 있으면 기다립니다.

3개월을 기다려도 좋아지지 않으면 수술을 고려하는데, 물론 팔과 어깨를 자르고 싶을 정도로 견딜 수 없는 통증이 있는 경우에는 바로 수술하는 것이 좋습니다.

## 목 디스크의 운동요법

통증이 사라지고 난 뒤 만성적으로 신경기능이 저하되어 팔이 저린 감각이상이나 팔의 근력약화가 올 수 있습니다. 이런 이상 감각이나 근력약화는 시간이 지남에 따라 자연 회복되지만 회복을 촉진하기 위해 운동이 필요합니다.

그래서 통증이 사라지고 나면 목 운동의 범위를 넓히고 근육을 강화하기 위하여 운동요법을 시행합니다. 운동은 한 번에 약 30분, 하루에 2~3번 정도로 반복하면서 근력 운동을 나누어 하는 것이 좋습니다.

## 나는
## 어떤 수술법이 좋을까?

목 디스크 탈출의 치료 목표는 가능한 한 빨리 목을 정상 상태로 돌아가게 하는 것입니다. 물리치료와 약물치료로 통증이 줄어들고 신경 이상도 좋아지면 계속 보존요법을 하는데, 호전되지 않고 증상이 악화되면 빨리 수술하는 것이 좋습니다. 특히 손의 근육이 말라가고, 어깨의 근육이 위축되면 반드시 조기에 수술적 치료를 하는 것이 필요합니다.

수술의 적응증은 다음 4가지 경우입니다.

① 점차적으로 감각 저하 같은 신경학적 이상이 생길 때

② 척수증(손이나 다리가 우둔해지고 건반사가 증가하며 뻣뻣해지는 것)이 나타날 때

③ 운동신경이 점차 마비될 때(팔목, 손가락, 팔꿈치의 힘이 약해지

는 것)

④ 보존적 요법에 반응이 없어 계속 통증이 있거나 견딜 수 없는 통증이 있을 때

수술은 목 앞쪽에서 접근하는 법, 목 옆쪽에서 접근하는 법, 목 뒤쪽에서 접근하는 법 등 여러 가지 방법이 있습니다.

수술은 목에 접근하는 방법에 따라 크게 다음과 같이 나눕니다.

**• 목 앞으로 들어가는 전방 경유 수술법**

① 전방 경추 디스크 제거술

② 전방 경추 디스크 제거술과 뼈 융합술

③ 전방 신경공 확장술

**• 목 뒤로 들어가는 후방 경유 수술법**

① 후방 신경공 확장술

② 후방 척추관 확대 성형술

경성 목 디스크 탈출에서는 척추관 협착증이 동반된 경우, 전방과 후방을 동시에 또는 시간 간격을 두어 모두 수술하는 방법도 있습니다. 전방 경유법으로 마비가 호전되지 않으면 후방 경유법을

함께 사용하고, 후방 경유법을 시행했는데 마비가 호전되지 않으면 전방 경유법을 함께 사용하기도 합니다.

최근 10년 동안 전방 경유 수술법을 좀더 많이 이용했는데, 이 방법은 중앙으로 탈출된 디스크도 확실하게 직접 제거할 수 있고, 추간공으로 뻗은 골극도 쉽게 제거할 수 있기 때문입니다.

**(1) 전방 경추 디스크 제거술**

피부를 절개하는 수술 방법으로 목의 정면 정중앙에 5cm 정도 크기로 피부의 주름을 따라 절개하여 식도와 기관을 옆으로 젖힌 뒤에 전방에서부터 디스크를 제거하는 방법입니다. 이때 목 분절의 불안정, 디스크 높이의 붕괴 같은 합병증이 있을 수 있습니다. 수술 후 3일 이내에 보행할 수 있고, 일주일 이내에 퇴원할 수 있습니다.

이런 방법은 뼈의 퇴행성 변화가 없는 연성 목 디스크 탈출에 많이 적용되는데, 연성 목 디스크 탈출에서는 뼈를 조금만 제거하기 때문에 굳이 융합술을 할 필요는 없습니다. 이 방법은 디스크의 위치와 관련 없이 거의 모든 형태의 디스크 탈출에서 시행할 수 있습니다.

### (2) 미세 현미경 전방 경추 디스크 제거술

미세 현미경 디스크 수술은 기존의 수술에 비해 2분의 1 정도 절개하여 똑같은 적응증에 똑같은 효과를 얻을 수 있어 현재는 세계적으로 가장 권장되는 표준화된 수술 방법입니다.

이 방법은 10~15배 정도 확대되는 수술 현미경을 이용하여 작은 절개로도 신경조직을 밝은 불빛 아래에서 크게 봄으로써 정밀한 수술이 가능하고, 기존의 수술 방법에 비해 최소 절개와 주위 조직에 최소의 손상을 줌으로써 조기 보행·조기 퇴원이 가능한 장점이 있습니다.

또한 터진 디스크나 척추관 협착증에도 제한없이 사용할 수 있습니다. 이 수술 방법은 기존의 피부를 절개하는 수술 방법과 미세 수술 방법의 장점을 모두 갖춘 가장 좋은 수술 방법으로 인정되고 있습니다.

### (3) 전방 경추 디스크 제거술과 뼈 융합술

① 수술 전에 목 통증이 팔, 어깨 통증보다 심한 경우

② 척추의 불안정이 뚜렷한 경우

③ 재발된 디스크에서 이미 디스크 간격이 매우 좁아져 신경이 지나가는 길에 신경이 눌리는 경우

이와 같은 경우 디스크 제거 후 제거된 디스크 공간에 뼈를 넣고 척추 마디를 금속판으로 고정하는 수술을 하게 됩니다. 이 수술을 경추 뼈 융합술이라고 합니다. 이 수술은 디스크 제거 후에 통증이 발생할 소지가 있거나 디스크 제거 전에 있던 목 통증을 방지, 치료하기 위한 것입니다.

디스크 제거술로 탈출된 디스크를 제거한다고 하여도 퇴행성 변화가 진행되어 있는 디스크가 새로운 디스크로 변하지는 않을 뿐더러 퇴행된 디스크에 따른 척추 마디의 불안정이라든가 그에 따른 통증이 호전되게 하기는 어렵습니다.

그래서 뼈의 퇴행성 변화가 심한 경성 목 디스크 탈출에서 많이 사용하는 것은 물론이고, 삽입되는 이식뼈 때문에 디스크 간격이 벌어지므로 신경의 압박이 감소되어 가장 효과적이고 표준적인 방법으로 인정됩니다.

간혹 수술 후 팔이나 어깨 통증은 좋아졌는데 목 통증이 남아 있다며 수술이 잘못된 것으로 생각하는 환자들이 있습니다. 이것은 잘못된 생각으로 탈출된 디스크를 제거한다고 하여 목 통증이 당장 좋아지지는 않습니다. 오히려 디스크를 제거하기 위하여 척추 구조물에 어느 정도 손상을 주었기 때문에 통증이 심해질 수도 있습니다.

### (4) 전방 신경공 확장술

앞쪽 옆으로 접근하는 방법으로, 목 앞을 3~4cm 정도 절개한 뒤 현미경 또는 내시경으로 구추관절로 접근하여 신경공을 넓혀 디스크 파편을 제거합니다. 디스크 파편을 제거할 때 현미경 레이저를 사용하는 경우도 있습니다.

이 방법은 앞 가장자리쪽의 극히 일부 디스크만을 제거하기 때문에 목의 안정성을 파괴하지 않습니다. 따라서 뼈 이식술을 할 필요가 없고, 뼈 이식을 하지 않음으로써 수술 바로 다음날 퇴원할 수 있습니다.

그런데 이 방법의 단점은 디스크가 중앙 또는 안쪽으로 탈출된 경우에는 시술할 수 없고, 가까이에 동맥이 있어 동맥이 다칠 위험이 있습니다.

### (5) 후방 신경공 확장술

연성 목 디스크가 가장자리쪽으로 탈출해서 척추신경근을 누르고 있을 때는 어깨와 팔이 끊어질 듯 아픕니다. 이때 목 뒤에서 피부를 3~4cm만 절개하고 내시경이나 현미경을 이용하여 신경구멍을 조그맣게 확장한 다음에 파열된 연성 디스크 조각을 끄집어내는 방법입니다.

이 방법은 목소리가 아주 중요한 가수, 아나운서, 성우, 배우, 무대 예술가들에게 적합한 방법입니다. 앞쪽 목에는 흉터가 없고 목 뒤의 흉터는 옷이나 머리카락으로 감출 수 있으므로 미용상 좋을 뿐만 아니라 목 전방 접근법과는 달리 목소리가 쉬지 않기 때문입니다.

또 하나 장점은 뼈 융합술이 필요 없기 때문에 뼈 이식술을 하지 않으므로 빠른 시간 안에 목이 정상 기능을 회복할 수 있다는 것입니다.

그런데 후방 신경공 확장술은 골극이 돌출한 척수증, 중앙 또는 안쪽으로 탈출된 연성 목 디스크 탈출에는 적합하지 못합니다. 만약 목 후만, 목 불안정, 목 관절이 지나치게 제거되면 후방 융합술을 시행하는 것이 좋습니다.

### (6) 후방 척추관 확대 성형술

척추관이 좁아져 척수가 압박되면 척수증이 나타날 수 있습니다. 척수증이 나타나면 빨리 걷지 못하고, 술에 취한 것처럼 뒤뚱거리며 비틀거리는 증상이 나타나거나 불완전 하반신 마비가 생길 수 있습니다. MRI를 찍어서 척수를 누르는 곳이 세 곳 이상이면 목 뒤쪽에서 척추관을 넓혀주는 수술을 할 수 있습니다.

뒤쪽 뼈들과 인대를 절제해내는 목 후궁 절제술을 하여 척추관을 넓혀줄 수도 있으나, 뒤쪽 뼈를 부분 절개하고 넓힌 다음에 다시 뼈를 이식해주는 척추관 확대 성형술이 더 이점이 많은 것으로 알려져 있습니다.

척추관 확대 성형술은 목의 균형을 바르게 유지할 수도 있고 골극 형성이 적으며, 척수의 유착막 형성이 적다는 장점이 있는데, 이 수술로 척추관의 지름을 4~5mm 정도 더 넓혀줌으로써 신경 압박이 없어지도록 하는 것입니다.

척수증에서 척수를 오래 누르게 되면 척수가 말라붙거나 척수에 공동이 생기고, 병적인 변성이 생깁니다. 척수 마비 증세가 나타나고 6개월 이내인 경우에는 수술 후 경과가 양호하나 마비 증세를 너무 오래 방치한 경우에는 효과가 없습니다.

나이가 너무 들어 쇠약해지기 전에 수술하는 것이 좋습니다. 수술 후 목의 균형이 파괴되어 후만증을 보이면 경과가 좋지 않아 가끔 앞쪽으로 한 번 더 수술해야 하는 경우도 있습니다. 통증이 팔과 어깨에 주로 있는 신경근 증세일 때는 이 수술법의 효과가 낮으며, 다리보다 양팔의 근력이 더 약한 경우에도 이 수술법의 효과가 떨어진다는 보고가 많습니다.

### (7) 인공 디스크 수술

목 인공 디스크 수술 방법은 병이 든 디스크를 다 제거하고 인공 디스크로 갈아주는 치료법입니다. 여기에는 두 가지 장점이 있습니다.

첫째, 수술한 마디에 운동이 가능하며 환자는 수술 후 목의 운동 범위에 제한을 느끼지 않습니다.

둘째, 이론적으로는 인접 디스크에 병을 일으키지 않습니다.

기존의 수술 방법은 주로 척추를 고정하는 수술로 시행했는데 장기간에 걸쳐 수술 부위를 관찰해보니 아래위 건강한 주위 디스크에 퇴행성 변화가 초래됩니다. 반면에 인공 디스크로 수술하면 이러한 퇴행성 변화를 최소화할 수 있고, 수술 후에도 보조기 없이 바로 생활에 적응할 수 있다는 것이 가장 큰 장점입니다.

결과적으로 환자는 병이 난 디스크를 제거하고 인공 디스크를 끼우는 수술 후 보조기 착용이 필요치 않으며, 나중에 추가로 다른 수술이 필요할 확률이 줄어듭니다.

인공 디스크 수술 방법은 전통적인 목 디스크 탈출 수술과 같이 절개하고 디스크를 제거합니다. 다만 전통적인 전방 융합술은 디스크를 제거한 공간에 뼈를 채우고 고정하여 병이 든 디스크를 융합하여 못 움직이게 하는 수술인데, 인공 디스크 수술에서는 그 공간에 운동이 가능한 인공 디스크를 넣어줍니다.

이 방법은 수술 다음날부터 목 보조기를 착용하여 걸어다닐 수 있고, 일주일 안에 퇴원도 가능합니다. 퇴원 후 대부분의 활동이 가능하며 직장으로 복귀하는 시기도 빠릅니다. 이 수술의 초기 임상 결과는 좋은 것으로 발표되었고, 장기적으로도 낙관적인 것으로 예측됩니다.

인공 디스크 수술의 문제점은 인공 디스크가 얼마나 오래 버틸지 모른다는 것입니다.

chapter 6

# 목 디스크 수술 후 재활치료는 어떻게 할까?

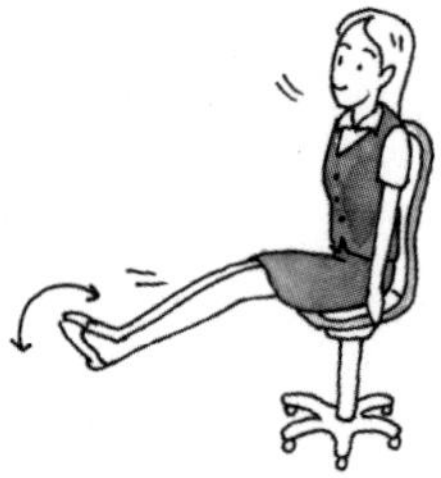

## 수술 후 3일 이상은 누워 있지 않는다

사람들은 대부분 디스크 수술 후에는 안정을 취해야 한다고 생각하는 것 같습니다. 하지만 수술 후 사흘 이상 병상에 누워 있으면 수술 효과는 반감됩니다.

그 이유는 우리 몸은 지속적으로 사용하지 않으면 모든 기능이 떨어지며, 하루 동안의 안정은 근육의 부피를 약 15%씩 감소시키는 것으로 알려져 있습니다. 따라서 튀어나온 디스크는 개선되었지만, 근육이 허약해 뼈를 제대로 지지해주지 못해 통증이 계속될 수 있습니다.

더욱 해로운 것은 오래 안정을 취할수록 환자의 심리는 무의식적으로 디스크를 중병으로 간주하여, 환자라는 생각에 일상생활에서도 활력을 잃게 됩니다. 또한 동작이나 활동에 대한 자신감이 없어져 특정 동작이나 활동을 회피하게 되고 직장으로의 복귀가 그만큼 늦어집니다.

따라서 수술 후에는 오랫동안 안정을 취하기보다 활동과 재활로 기능을 빠르게 회복시켜야 합니다.

## 재활치료는
## 빠르면 빠를수록 좋다

재활치료의 목표는 다음과 같습니다.

첫째, 가장 빠른 시간 안에 치유를 돕고,

둘째, 최대한도로 기능 회복을 달성하여,

셋째, 재손상을 예방하는 것입니다.

만약에 충분히 치료되지 못하거나, 손상된 골 또는 관절의 기능이 충분히 회복되지 못한 상태에서 일상 활동에 복귀하였을 경우 쉽게 재손상을 초래하며 더 심한 조직파괴를 가져와 기능상실을 초래할 수도 있습니다.

목 디스크 수술의 경우 심한 통증은 수술하면 바로 사라지지만 눌렸던 신경의 감각이상으로 팔이 저리거나 감각이 떨어지고 근력이 약해진 것은 시간이 지나야 회복됩니다.

목 디스크 환자에게 재활치료는 신경 감각이상과 근력약화의 회복을 촉진하여 좀더 빨리 정상 감각을 찾을 수 있도록 도와주고, 운동기능을 향상시켜 정상생활로 복귀할 수 있도록 도와준다는 데 큰 의미가 있습니다.

그래서 수술 후 재활치료는 빠르면 빠를수록 좋습니다. 손상된 부위의 치료와 재활치료는 동시에 시작해야 합니다. 수술 후부터 시작하여 시기에 알맞은 치료 방법을 선택하고, 특히 환자에게 맞는 운동을 적절하게 실시함으로써 기능을 빨리 회복할 수 있습니다.

수술 후 재활치료는 일반적으로 두 가지 형태로 할 수 있습니다.

첫째, 여러 가지 물리적 요소를 이용하여 재활치료를 시행하며, 수술받은 부위의 조직이 더 손상되지 않고 잘 치유될 수 있도록 무리한 자세나 동작은 피하는 소극적인 재활치료(물리요법, 보조기 등)입니다.

둘째, 수술 전에 이미 약해져 있는데다 수술로 더 약해진 척추 주위의 근육을 운동으로 강화함으로써 근육의 기능을 향상시키는 적극적인 운동치료법이 가장 기본적인 재활치료 방법입니다.

# 나는 어떤 재활치료 방법이 좋을까?

## 물리요법

### (1) 표재열 치료

열은 혈관을 이완시켜 근육이 대사 물질을 신속하게 제거함으로써 근육의 경직, 피로를 경감하여 통증을 호전시키는 작용을 합니다. 부력을 이용하여 하중을 줄이는 수 치료와 같이 사용하는 경우 긴장 이완과 진정 효과가 있어 치료 효과를 높일 수 있습니다.

열 치료에는 적외선 치료, 온욕, 월풀, 사우나, 증기욕 등이 있는데, 이런 방법은 부종을 증가시킬 수 있으므로 외상에 따른 통증에는 금물이며, 상처나 혈액순환장애가 있는 부위에도 사용하면 안 됩니다.

### (2) 심부열 치료

피하지방과 표재성 근육에 작용하는 심부열 치료법으로 만성 통증에 효과적인데, 이에는 초음파 치료가 있습니다. 초음파는 심부열 치료법 중 가장 깊은 곳까지 작용하여 안쪽에 있는 근육, 관절, 뼈에 고주파, 진동, 열을 발생시켜 통증을 완화하는 작용을 합니다.

표재열 치료법 전에 사용하여야 하며 치료 중에는 피부 온도를 관찰하고 디스크 절제술을 받은 부위나 신경근 증상이 있는 곳에는 시행하면 안 됩니다.

### (3) 진동 치료

혈류를 증가시키고 근육 이완에 도움을 주며 근육의 반사를 촉진하여 만성 통증을 경감시키는 효과가 있습니다.

### (4) 마사지

손이나 테니스공, 마사지 기구를 이용하여 다양한 형태로 압력과 이완을 반복해 통증이 있는 부위를 자극함으로써 통증 완화 효과를 봅니다.

### (5) 전기 자극 치료

경피적 전기 신경 자극이 주로 사용되는데, 진통 효과를 얻기 위해 피부에 일정한 세기와 횟수에 따라 전기를 가하는 요법입니다.

## 보조기

보조기는 부자연스러운 운동을 제한하고 보호하여 통증이 있는 부위를 안정시키며, 하중을 감소시키는 효과가 있습니다. 또한 보조기를 착용함으로써 환자 스스로 과도하게 움직이는 것을 의식적으로 제한하게 되어 통증이 줄어들게 합니다.

목에는 대부분 필라델피아 보조기 등을 많이 사용하며, 통증이 소실될 때까지 단기간 착용으로 효과를 많이 보지만 너무 자주 착용하거나 장기간 착용하게 되면 근육을 약화시키므로 주의해야 합니다.

## 운동요법과 자세 교정

급성 통증이 있는 경우 운동을 시행하지 않으면 주위 근육의 유연성이 감소되며 체간 근육이 약해져서 만성 통증이 유발됩니다.

운동요법은 디스크의 영양 공급을 증가시키고, 긴장된 근육을 이완시켜 통증을 없애며, 유연성, 근력, 지구력, 전체적인 기능 향상을 가져와 만성 통증의 발생을 줄여줍니다.

운동요법에는 목의 수동적 운동, 능동적 운동 두 가지 방법이 주로 사용되는데, 건강한 척추를 위해 스트레칭 요법과 근육 강화 체조를 꾸준히 하는 것이 중요합니다. 운동 방법은 'chapter 2'를 참조하십시오.

## 수술 후
## 일상생활과 주의할 점은?

### 전방 경추 디스크 제거술과 뼈 융합술 후 일반적 관리

① 수술 부위는 이틀에 한 번 가까운 병원에서 소독해야 하고, 수술 봉합실은 수술 후 10~14일 정도에 상처 상태에 따라 제거할 수 있습니다.

② 수술 봉합실 제거 후 3일째부터는 샤워가 가능하고, 일주일 후 목욕이 가능합니다. 그러나 무리하게 문지르면 안 됩니다.

③ 보조기는 수술 후 3개월까지는 반드시 착용해야 합니다. 하지만 샤워나 식사 때 잠깐씩 벗어도 됩니다.

④ 수술 부위에서 진물이 나오거나 붓고, 수술 부위가 붉은색으로 변하거나 열이 나며, 음식이 잘 삼켜지지 않거나 목이 심

하게 아플 때는 반드시 병원에 가야 합니다.

⑤ 취침시 낮은 베개를 베고 바로 눕거나 옆으로 누워 잘 수 있습니다.

⑥ 수술 후 2주까지는 음식을 섭취할 때 목에 통증이 있을 수 있으므로 딱딱한 음식보다는 유동식을 먹는 것이 좋습니다.

⑦ 5kg 이상의 무거운 물건은 절대로 들지 말아야 하며, 가벼운 물건이라도 목 부위까지 들어올리는 것은 좋지 않습니다.

⑧ 쉰 목소리가 일시적으로 나올 수 있습니다.

⑨ 수술 후 4주가 지나면 보조기를 찬 상태에서 20~30분 정도 운전하는 것은 가능합니다.

⑩ 직장 생활은 수술 후 한 달 정도 되면 가능한데, 환자 상태와 근무 조건에 따라 차이가 있습니다.

## 일상생활에서 목에 부담을 주는 행동

수술이 아무리 성공적으로 끝났다고 하더라도 퇴원 후 일상생활에서 잘 적응하지 못하고 목에 부담을 주는 행동을 하면 수술 효과는 반감합니다.

수술 후 퇴원하여 일상생활에 잘 적응하기 위해서는 작업 환경을 개선하고 업무 중간중간 긴장을 풀어주는 스트레칭이나 목 근육을 강화하는 운동을 해야 합니다. 또 아침에 일어난 직후, 힘든 일 또는 운동을 할 때는 시작 전에 가볍게 몸을 풀어주는 게 필요합니다.

일상생활에서 목에 부담을 주는 행동은 다음과 같습니다.

① 아침에 면도하기

② 이중 초점렌즈 안경 끼고 신문 보기

③ 흥분된 채 TV 시청하기

④ 높은 침대 정리하기

⑤ 높은 선반에 물건 올리기

⑥ 누워서 TV 보기

⑦ 영화관 앞좌석에 앉아 목을 젖히고 관람하기

⑧ 오랫동안 컴퓨터하기

⑨ 긴 시간 화투하기

⑩ 요리사, 공예가처럼 오랫동안 고개를 아래로 떨구고 작업하기

## 좋은 자세, 나쁜 자세

목에 부담을 주는 자세는 아주 일상적이고 흔히 할 수 있는 행동이기에 생활 전반에서 조심해야 합니다. 가장 좋은 자세는 사관생도의 자세입니다. 다시 말하면 턱을 가슴에 붙이고 목을 뒤로 젖

힌 상태입니다.

이 경우 신경의 압박이 완화되어 증상이 좋아질 수 있으며, 반대로 허리를 구부리고 턱을 드는 자세를 오랫동안 취하는 경우(대표적인 예가 오랫동안 방에 앉아 화투를 하는 경우) 증상이 악화될 수 있습니다.

뒷굽이 높은 구두, 삐딱한 자세, 오랜 시간 앉아서 하는 일이나 운전, 무거운 짐을 계속 들고 다녀야 하는 것 등은 모두 경추는 물론 척추 전반과 디스크에 무리한 스트레스를 유발합니다. 더욱이 정신적인 긴장은 목을 뻣뻣하게 하고 한 가지 일에 집중하게 하여 자연히 한 자세로 오랫동안 있을 수밖에 없으므로 해롭습니다.

## 기타 주의할 점

요즘에는 건강을 위하여 운동하는 사람들이 많아지면서 운동 중 사고로 고생하는 사람도 많습니다. 예를 들면 골프를 칠 때 무리하게 힘을 주다 목 디스크가 발생하는 경우 등인데, 운동을 즐기는 차원이 아니라 무리하게 하면 오히려 건강을 해칠 수 있으니 주의해야 합니다.

오래 앉아 있어야 하는 경우에도 잠시 먼 곳을 보면서 허리나 목을 돌려 긴장을 풀어주어야 합니다. 특히 높은 베개는 목뼈에 아주 좋지 않습니다.

자동차가 많이 보급되면서 교통사고에 따른 목 디스크 탈출도 상당히 많습니다. 따라서 안전 운전은 목 디스크 탈출을 예방하는 데에도 중요합니다.

외국의 예를 보면 흡연하는 사람은 융합술을 받았을 때 흡연하지 않는 사람보다 척추가 성공적으로 융합되는 확률이 절반밖에 되지 않는다고 합니다. 그러니 융합술을 한 환자에게 금연은 필수적이라고 할 수 있습니다.

# 수술 후 어떤 음식과 영양분이 좋을까?

대부분의 환자들이 잘 아는 대로 좋은 영양과 균형 잡힌 식단은 전체 건강에 중요한 요소입니다. 경추는 물론이고 모든 척추 환자를 놀라게 하는 것은 식사, 영양, 적정 체중 유지가 척추의 많은 문제를 예방하고, 상처 치유에 중요한 역할을 한다는 점입니다.

척추뼈와 근육, 기타 구조에는 신체를 받치고 여러 기능을 수행하기 위해서 좋은 영양분과 비타민이 반드시 필요합니다.

다음 영양 가이드라인을 보면서 척추에 좋은 비타민과 영양분이 가득한 식단을 짤 수 있어야 합니다.

## 적정 영양을 위한 바른 음식 선택

다양한 비타민과 영양소가 적정량 들어 있는 균형 잡힌 음식을 섭취하면 척추뼈, 근육, 디스크, 기타 구조에 영양을 공급함으로써 통증을 줄일 수 있습니다. 영양소 가운데 칼슘이 특히 중요한데, 칼슘은 영양 보충제뿐만 아니라 다양한 건강식품에서 얻을 수 있습니다.

### (1) 비타민 A

- 질병과 싸우는 면역체계를 돕는 산화방지제입니다.
- 세포 재생과 뼈 형성을 돕기 때문에 목에 좋은 영양소입니다.
- 신체가 단백질을 효과적으로 사용하는 것을 돕습니다.
- 몸에서는 베타카로틴을 비타민 A로 전환시키는데, 베타카로틴은 진한 녹색 채소와 오렌지를 포함한 대부분의 과일에 함유되어 있습니다.
- 비타민 A의 과도한 섭취는 뼈 골절을 유발하므로 하루 권장량 이상 섭취하지 않는 것이 중요합니다.
- 소고기, 송아지 고기, 닭간, 유제품, 오렌지, 살구, 멜론, 시금치, 고구마, 당근 등에서 섭취할 수 있습니다.

### (2) 비타민 $B_{12}$

- 골수와 척추가 건강하게 성장하고 정상적인 기능을 수행하는 데 필수적입니다.
- 고기류, 간, 붉은 생선, 축산물, 유제품, 달걀, 치즈, 시금치, 케일, 브로콜리 등에서 섭취할 수 있습니다.

### (3) 비타민 C

- 세포가 조직으로 형성될 때 중요한 기능을 하는 콜라겐을 만드는 데 필수적입니다. 상처 입은 인대, 힘줄, 척추 디스크에서 오는 문제를 치료하고 뼈와 기타 조직을 건강하게 유지하는 데 매우 중요한 영양소입니다.
- 딸기, 키위, 신과일, 토마토, 브로콜리, 시금치, 붉은 후추, 녹색 후추, 고구마, 흰감자에서 섭취할 수 있습니다.

### (4) 비타민 D

- 강하고 건강한 뼈를 만드는 데 중요한 칼슘의 흡수를 도와줍니다. 적절한 칼슘 흡수는 골다공증을 예방하는 데 중요합니다. 골다공증은 척추 내의 뼈가 약하고 부서지기 쉬운 장애로, 고통스런 척추 골절을 일으킵니다.
- 달걀노른자와 생선기름에 자연적으로 함유되어 있으며, 비타

민 D 강화 우유도 나와 있습니다.

- 햇빛에 노출되면 몸 안에서 생성됩니다.

### (5) 비타민 K

- 비타민 K와 칼슘의 조합이 몸 전체의 뼈를 강하고 건강하게 유지하는 데 작용합니다.
- 간, 돼지고기, 시금치, 케일, 브로콜리 같은 녹색 채소, 유제품으로 섭취할 수 있습니다.

### (6) 철분

- 산소를 받아들이고 이산화탄소를 제거하는 데 도움을 주어 세포의 건강유지에 필요합니다.
- 척추를 지지하는 데 필요한 근육의 중요한 요소인 미오글로빈 형성에 도움을 주기도 합니다.
- 시금치, 케일, 브로콜리 같은 잎채소에서 섭취할 수 있습니다.

### (7) 마그네슘

- 근육의 긴장 완화에 중요합니다. 근육의 긴장 완화, 뼈 밀도를 유지하여 척추 문제 발생을 방지합니다.
- 신체의 단백질 사용에 도움을 줍니다.

- 곡식이나 곡식으로 만든 빵, 콩, 씨, 너트, 감자, 아보카도, 바나나, 키위, 과일, 새우, 시금치, 케일, 브로콜리에 많습니다.

### (8) 칼슘

- 뼈 건강과 평생의 뼈 밀도, 특히 노년의 뼈 밀도의 필요 수준 유지에 필수적입니다.
- 골다공증 유발방지에 중요한데, 골다공증은 척추뼈가 약하고 부서지기 쉽게 합니다.
- 유제품, 시금치, 케일, 브로콜리 같은 진한 녹색 채소, 연어, 정어리, 참깨, 당밀, 옥수수, 아몬드, 갈색설탕에서 섭취할 수 있습니다.

chapter 7

# 목 디스크로 오인할 수 있는 질환

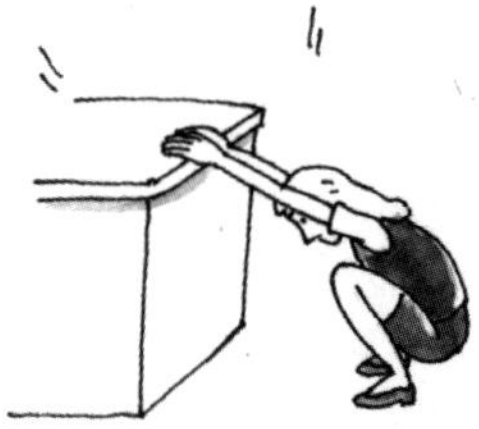

## 목 디스크로 오인할 수 있는 신경성 통증

많은 환자들이 목이 아프면 목 디스크가 아닌지 걱정합니다. 그만큼 목 디스크 탈출증은 목 질환을 얘기할 때 사람들의 머릿속에 가장 먼저 떠오르는 질환입니다.

따라서 목 디스크 탈출증에 대하여 충분히 이해하려면 다른 질환에 대해서도 알아야 합니다.

목 디스크 탈출과 유사한 증상을 나타내는 질환은 척추와 척추 주위의 여러 조직뿐만 아니라 목의 여러 부위에 이상이 있는 경우에도 발생할 수 있을 정도로 많고 다양해서 감별하기가 쉽지는 않습니다.

## 신경염

신경의 통증과 지각 이상, 마비, 쇠약과 반사의 소실을 나타내는 상태입니다.

### (1) 후두신경염

대부분 원인은 알 수 없으나 후두신경통, 후두신경의 주변 조직에 의한 지속적인 압박이나 경추 또는 주위 조직에 밝혀지지 않은 이상이 있어 유발되거나 신경의 손상, 혈관 질환, 종양 때문에 유발될 수도 있습니다.

### (2) 말초신경 압박

목 디스크와 말초신경염에 따른 신경염을 구별하는 것도 중요합니다. 신경염에는 수근관 증후군, 전골간 증후군, 회전근 증후군, 주관절 증후군, Guyon's canal 증후군, 요골관 증후군, 흉곽 출구 증후군 등이 있습니다.

제5경추 신경근증은 주로 수근관 증후군, 전골간 증후군, 회전근 증후군과 혼동할 수 있으며, 제7경추 신경근증은 요골관 증후군과 비슷하게 나타납니다. 제8경추 신경근증은 주관절 증후군, Guyon's canal 증후군, 흉곽 출구 증후군과 비슷하게 나타납니다.

- 수근관 증후군 : 손가락의 동통, 작열감, 이상감각 동반
- 전골간 증후군 : 감각이상은 보이지 않고 엄지와 검지로 집기가 안 됨
- 회전근 증후군 : 팔에 힘이 없음. 팔을 올릴 때나 저녁에 통증이 심하다. 외전과 외회전의 장애
- 주관절 증후군 : 약지나 새끼손가락이 무감각하거나 따끔거림. 손가락이나 손 근력 상실, 손가락을 곧게 펼 수 없음. 팔꿈치가 닿았을 때 날카롭고 갑작스러운 통증이 발생한다.
- Guyon's canal 증후군 : 약지와 새끼손가락의 통증, 감각이상
- 흉곽 출구 증후군 : 팔의 통증, 손가락의 감각이상, 창백, 손의 무력감과 피로

## 척수증

부자연스러운 손놀림, 보행 장애, 대소변 장애, 성기능 장애도 올 수 있습니다.

**사례**

60세 남자인데, 양측 하지가 뻣뻣한 보행 이상으로 내원하여 경추 척수증으로 진단받고, 후방 척추관 확대 성형술을 시행하였습니다. 수술 후 하지 기능이 완전히 회복되어 보행에 장애가 없었습니다.

## 신경종양

대부분이 신경세포 또는 신경섬유에서 발생하는 종양입니다.

**사례** 44세 여자로 병원에 오기 1년 전부터 보행 장애와 좌측 상지에 통증이 있었다고 합니다. 진찰 · 검사 결과 제4경추에 위치한 신경종양이 진단되어 후방으로 종양 제거술과 후방 뼈 융합술을 실시하였습니다. 수술 후 2주 후부터 운동기능이 정상으로 회복되었습니다.

## 수막염

수막에 염증이 생긴 것이며 경막이 침습된 때는 경막염이라고 합니다.

# 목 디스크로 오인할 수 있는 연부조직 통증

## 급성 경추 염좌

경추 염좌는 교통사고 등의 충돌사고 때 충격으로 경추가 채찍처럼 휘어져서 생기는 목의 손상으로, 보통 삐었다고 하는 것을 말합니다. 흔히 충돌사고로 일어나는데, 정차 중에 추돌되었을 때처럼 정지 상태에서 충격을 받으면 경추는 같은 위치에 남고 몸만 앞으로 가려고 하기 때문에 경추가 뒤로 당겨졌다가 그 반동으로 머리가 앞으로 기울어지면서 경추가 손상됩니다.

정면 충돌인 경우에는 몸이 뒤로 가려고 하기 때문에 먼저 머리가 앞으로 기울어진 뒤에 경부가 뒤로 당겨지기 때문에 생깁니다. 그러나 정면 충돌인 경우에는 턱이 가슴에 부딪치고, 측면에서 충돌된 경우에는 귀 부분이 어깨에 부딪히기 때문에 그 이상 목은 구부러지지 않으므로 추돌되었을 때보다는 경추부 염좌는 잘 생기지 않는다고 할 수 있습니다.

손상을 예방하기 위해서는 운전할 때 먼저 머리 받침(head restraints)을 하고, 머리와 받침의 간격을 약 5cm로 유지합니다. 이때 운전자세와 의자 등받이 때문에 영향을 받을 수 있는데, 머리와 허리를 너무 앞으로 숙인다거나 의자 등받이를 뒤로 젖히면 머리와 받침의 간격이 커지므로 손상이 더 커질 수 있습니다.

손상 후 몇 시간 또는 며칠 이내에 통증, 압통(누르면 아픈 것), 근경련 또는 강직에 따른 운동 제한을 볼 수 있고, 때로는 구토, 두통, 현훈, 시력 장애, 이명, 청각 장애가 동반되기도 합니다.

며칠 또는 몇 주 내에 대부분의 환자는 점진적으로 호전됩니다. 그러나 통증이 만성화하여 장기간 지속하는 경우도 많으므로 진단에 주의가 필요합니다. 증세가 심하면 경추 전산화단층 촬영술 또는 경추자기공명영상검사 등을 시행하여 동반 손상을 확실히 구분해야 합니다.

### 근막통증 증후군(myofascial pain syndrome)

증상은 어깨, 목덜미, 날개뼈 주위 등의 근육이 뭉쳐서 뻣뻣함과 통증·무거움 등의 증세가 나타나고, 그 부위를 눌렀을 때 매우 아픕니다. 다른 곳으로 뻗치기도 하고 조금만 일해도 쉽게 피곤하며 스트레스를 받으면 더 심해집니다. 어깨가 아프고 무거울 경우 팔까지 저리기도 합니다.

통증은 근막의 자극점에서 기인하는데 목과 팔의 근위부에서 연관통이 나타날 수도 있습니다. 연관통은 홍조, 오한, 체온 변화 같은 자연 증상과 관련이 있습니다.

## 섬유근육통(Fibromyalgia)

섬유근육통과 근막통증 증후군은 동일한 질환의 변형입니다. 섬유근육통은 보통 수면 장애 질환, 과민 성장 질환 같은 추가적인 신체 증상을 동반합니다. 섬유근육통과 근막통증 증후군의 병태 생리학은 아직 밝혀지지 않았습니다.

●

# 목 디스크로 오인할 수 있는 혈관성 통증

○

## 척추동맥 압박 증후군

신경 증상으로, 흔히 통증과 감각 이상이 알지 못하는 사이에 시작되며 목, 어깨, 팔, 손, 손가락 등에 나타납니다. 운동 약화도 유발할 수 있으며 혈관압박으로 냉감, 혼몽, 피로, 통증, 부종 등을 유발합니다.

# 목 디스크로 오인할 수 있는 기타 질환

## 어깨 질환 : 오십견(유착성 피막염)

오십견은 어깨관절을 싸는 막의 염증과 뭉친 근육 등으로 통증이 오고 잘 움직이지 못하는 증세가 나타납니다. 이러한 증세는 점차 통증이 증가하는 동통기, 통증 때문에 운동하기가 어려워지는 동결기, 점차 통증이 감소하는 해리기를 거칩니다. 시간이 지나면 증세가 완화되는데, 보통 1~2년은 걸립니다.

## 심장 질환

심장에 생기는 여러 가지 질환으로 심장 내막염, 심장 판막증, 심근염, 심근경색, 심장 파열, 심장 기형 등이 있습니다. 증세로는 호흡곤란 이외에 심장의 고통이 심하여 가슴이 울렁거리는 동계(動悸), 부종, 치아노제 등이 나타납니다.

또한 심근경색이나 협심증 같은 질환에서는 발작성 전흉부 통증이 나타납니다.

# 경추 관련 부위에 따른 증상

| 경추 | 관련 부위 | 증상 |
|---|---|---|
| 제1경추 | 뇌혈액 공급로, 두피, 얼굴, 뼈, 뇌, 외이, 교감신경계통 | 두통, 불안, 만성감기, 불면증, 현기증, 건망증, 고혈압, 편두통, 신경쇠약, 만성피로, 신경과민, 신경질, 구역질, 소아마비, 간질 |
| 제2경추 | 눈, 시신경, 청각신경, 혀, 부비동, 가슴뼈, 앞이마, 유양돌기골 | 부비강 질환, 알레르기, 사시, 귀먹음, 안질환, 이통, 졸도, 난시, 실신 · 발작 있을 경우 실명 |
| 제3경추 | 볼, 외이, 얼굴 뼈, 치아, 안면신경, 삼차신경, 제5뇌신경 | 신경통, 신경염, 발진, 여드름, 습진, 협심증, 불안 초조 |
| 제4경추 | 코, 입술, 입, 오히스타히관 | 고초열, 카타르, 청각상실, 아데노이드(선양증식증), 목 하부와 어깨 통증 |
| 제5경추 | 성대, 인후선, 인두 | 후두염, 목쉼, 목 쓰라림, 편도염, 목과 어깨 통증 |
| 제6경추 | 목 근육, 어깨, 편도선 | 목 경직, 상박부 통증, 팔 윗부분 편도선염, 백일해, 폐렴, 크루프성 후두염, 질식성 호흡곤란, 후두 경련, 목이 뻣뻣함 |
| 제7경추 | 갑상선, 어깨 안의 점액낭, 팔꿈치 | 점액낭염, 감기, 갑상선 통증, 등 위쪽 통증 |

chapter 8

# 꼭 알아야 할 목 통증 응급처치

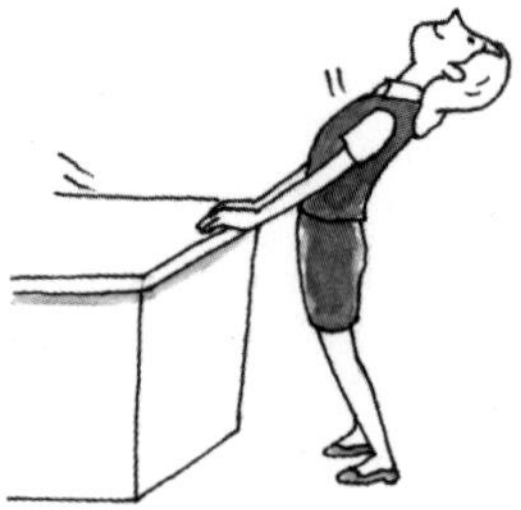

# 자고 나서 목이 잘 안 돌아갈 때

## 증상과 원인

이는 보통 잠잘 때 자세가 잘못되어서 목의 근육이 과도하게 긴장하고 주변 관절과 주위 조직이 손상을 받아서 나타납니다. 즉 베개를 잘못 베거나 너무 높은 베개를 베고 잤을 경우 아침에 잠자리에서 일어날 때 목이 뻣뻣하고 고개를 상하좌우로 움직이지 못하며 뒷목이 심하게 아픕니다. 보통은 1~2주 지나면 괜찮아집니다.

## 응급처치

① 아픈 부위에 온찜질을 합니다. 그러면 신체 조직의 온도가 올

라가 손상 부위의 혈관을 확장시키고 혈액순환이 원활하게 되면서 근육의 긴장이 풀리고 통증이 진정됩니다.

② 파스를 붙인다거나 바르는 소염진통제를 사용합니다. 그러면 근육 뭉침에 따른 통증, 경련을 해소하는 데 도움이 될 수 있습니다.

③ 아픈 부위를 지압하거나 마사지합니다. 어깨 재봉선을 따라 어깨와 목이 만나는 90도 부분의 상한 힘줄을 찾아 각각 40초씩 지압합니다. 상한 쪽 어깨의 견갑골 상단의 아픈 힘줄부터 목 부위까지 이어진 힘줄을 각각 40초 지압합니다.

④ 몸을 움직일 수 있는 한도 내에서 스트레칭을 합니다.

## 예방

① 잠자기 전에 따뜻한 물로 샤워하거나 온탕에 들어가 몸을 전반적으로 이완시킨 상태에서 잠자리에 들면 숙면도 취할 수 있고 이러한 일을 예방할 수 있습니다.

② 베개는 소프트한 메모리폼 정도가 가장 좋습니다.

③ 증상이 잘 회복되지 않거나 자고 나서 이런 일이 잦을 경우 목 디스크로 갈 확률이 높기 때문에 병원에 가서 진료를 받는 게 좋습니다.

●

# 경추 골절이 의심될 때

○

## 증상과 원인

경추 골절과 탈구는 외부의 힘에 의해 경추가 부러지거나 경추의 인대가 손상되거나 경추 관절의 연결 부분이 끊어져 탈구되는 것을 말합니다. 경추는 내부에 척수와 신경근이 포함되어 있어 골절과 탈구가 일어날 때 척수가 손상되어 사지마비가 발생할 수 있습니다.

경추 골절의 가장 흔한 원인은 교통사고와 관련된 외상이지만, 높은 곳에서 떨어져서 다치는 추락 손상, 권총이나 칼에 의한 관통상이 있습니다. 최근에는 운동하다가 다치는 스포츠 손상의 빈도가 증가하는 추세입니다.

또한 경추 골절은 철봉에서 떨어지거나 스키 활강에서 넘어지거나 수영에서 다이빙 실패, 미식 축구에서 머리부터 땅에 닿으며 넘어졌을 때 일어나는 경우가 많습니다. 특히 다이빙은 밑바닥만이 아니라 수면에 이마를 부딪히면서 발생하는 경우도 있으므로 주의해야 합니다.

## 분류

경추 골절과 탈구에서는 제1번과 제2번 경추를 상위 경추로, 제3번부터 제7번까지의 경추를 하위 경추로 구분합니다.

### (1) 상위 경추 골절

제1번 경추는 머리뼈와 척추를 연결하는 것으로 반지처럼 둥근 원모양을 하여 환추라고도 합니다. 다이빙하려고 머리부터 뛰어들다가 바닥에 머리를 부딪히는 것과 같은 충격을 받아 환추가 부러져 바깥쪽으로 밀려 나오게 됩니다.

제2번 경추에는 이 모양으로 튀어나온 뼈라는 뜻인 치돌기가 있는데, 여기가 부러지는 것을 말하며, 자동차 사고 등으로 목이 앞이나 뒤로 심하게 꺾이는 충격이나 힘을 받게 되면 생길 수 있습니다.

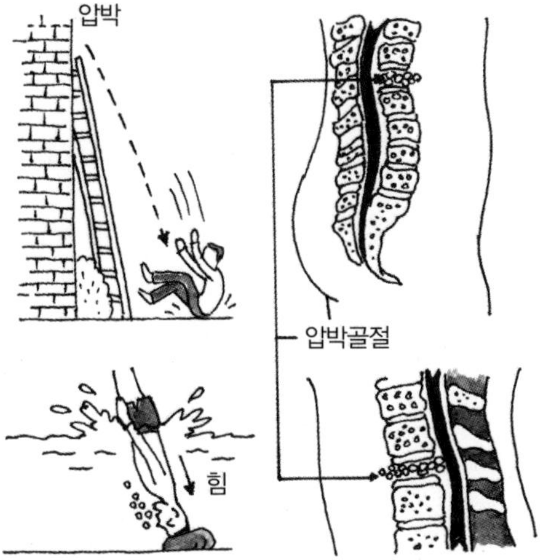


■경추골과 요추 골절 부위의 수직 압박 증상■

**(2) 하위 경추 골절**

제3번부터 제7번까지의 경추가 부러지는 것을 말합니다. 골절이나 탈구가 되면서 디스크가 파열되거나 튀어나오는 경우가 있는데, 이를 외상성 추간판 탈출증이라고 합니다.

## 응급처치

**(1) 최초 응급처치와 이송**

응급처치는 척수 손상 후 첫 1시간 이내의 최초 처치가 가장 중요합니다. 따라서 척수 손상이 의심되는 응급 상황에서 함부로 움직이면 손상 부위의 척수를 더 다치게 해서 손상을 오히려 악화시킬 수 있습니다.

따라서 사고 현장에서는 팔, 다리가 마비되었거나 잘 안 움직이는 환자는 병원에 도착하기 전까지 함부로 들지 말고 척추 골절용 부목이나 널빤지 위에 환자를 똑바로 눕혀 척추가 반듯이 되도록 합니다.

단단한 목 보조기를 사용하고 머리 양쪽에 모래주머니를 넣어 목이나 등 또는 척추가 움직이지 않게 하며 머리는 목과 일직선이 되게 합니다. 단단한 판 위에서 네 명이 통나무 굴리듯이 하는 방법은 환자를 움직이려 할 때 권장되는 좋은 방법입니다.

### (2) 쇼크 상태와 출혈 유무

경추 손상으로 인해 일시적으로 혈압이 떨어져 쇼크 상태가 되는 경우도 있습니다. 쇼크 상태가 되면 의식이 없어지고 식은땀이 나며 얼굴빛이 창백해집니다. 이럴 때는 하지를 들어올리고 하지에 탄력 스타킹을 신긴 다음 혈관수축제를 정맥 주사하면 호전됩니다.

또한 머리나 골반, 대퇴 골절 또는 복부 장기 파열, 흉곽 손상에 따른 출혈로 쇼크가 나타나는지 확인해야 합니다.

### (3) 호흡에 대한 처치

척수 손상이 일어나면 늑간 신경이 마비되고 흉곽 팽창이 안 되므로 호흡곤란이 발생하며 횡격막이 상하로 움직이는 복식호흡만 남게 됩니다.

따라서 호흡도 약하고 가래도 뱉어낼 수 없어 흡인성 폐렴과 무기폐 등이 잘 발생하고, 이 때문에 성인 호흡곤란증이나 패혈증이 발생하여 심하면 사망하기도 합니다.

따라서 분비물의 배출과 기도 관리가 중요하며, 필요하면 기관절개술을 시행하고 적극적으로 폐 분비물을 배출시켜야 합니다.

### (4) 방광에 대한 처치

척수 손상에 따른 사지 또는 하지 마비 환자는 소변 보는 기능이 마비되어 도뇨관(소변줄)을 삽입하여야 합니다.

도뇨관 삽입은 감염되지 않게 무균 상태에서 시행하고, 환자의 상태에 따라 간헐적으로 도뇨관을 삽입하여 방광 훈련을 실시하며, 점차적으로 도뇨관을 뽑고 스스로 배뇨할 수 있게 하여야 합니다.

### 척수란 무엇일까요?

척추관 속에 있는 손가락 굵기의 원추 모양이며, 전체 길이는 어른의 경우 대략 40~45cm이고, 전후 지름은 1cm입니다. 위로는 뇌와 연결되어 있고 아래로는 두 번째 요추까지 내려와 있습니다. 척수는 31개 분절로 구성되어 있으며 경수 8개, 흉수 12개, 요수 5개, 천수 5개, 미수 1개로 되어 있습니다. 각 분절의 좌우에서는 말초신경이 나옵니다. 척수의 또 하나 중요한 기능은 말초신경과 관계하여 반사작용을 하는 것입니다.

# 경추 염좌가 발생했을 때

## 증상과 원인

경추 염좌는 시계추가 왔다갔다하듯이 급격히 가해진 압력에 따라 척추부가 과하게 신전되거나 굴곡으로 목 관절과 디스크를 손상받거나 근육과 인대가 찢어지는 경우를 말합니다.

경추 염좌는 60% 정도가 자동차 사고 후 발생하며 신경 증상은 나타나지 않으나 머리에서 목, 어깨에 걸쳐 통증이 있고 목 운동이 부자연스럽습니다. 아래는 볼 수 있으나 위를 쳐다볼 수 없는 경우도 있습니다. 두통, 어지러움, 이명, 오심, 구토 등을 보일 수 있으며, 이는 며칠 이상 지속되기도 합니다. 경부 근육의 강직과 압통을 호소합니다.

## 분류

### (1) 1형 연부조직 염좌

미세한 조직의 근육이 신장되어 있으며 사고 당시 처음엔 통증이 작거나 없었으나 시간이 지나면서 국소적 압통이 약간 있고 보이지 않을 정도로 아주 작은 부종이 있습니다.

### (2) 2형 연부조직 염좌

즉시 중등도의 통증이 나타나며 부분 파열이 약간 있습니다. 부종은 24시간 안에 매우 심해지지만 조직은 완전히 치유될 수 있습니다.

### (3) 3형 연부조직 염좌

조직이 실제적 파열과 분리를 일으킨 상태로, 증상은 즉각 나타나고 조직이 찢어지거나 파열됩니다. 회복하는 데 3~6개월이 걸리지만 모든 경우에서 완벽히 회복되는 것은 아닙니다.

## 응급처치

부종을 줄이고 통증을 완화시키기 위하여 첫 24시간 동안 목, 어깨 주위로 얼음찜질을 합니다. 무엇보다 상처 입은 직후에 안정을 취하는 것이 제일 중요합니다. 다음으로 온열요법을 15~30분 동안 시행하여 근육을 이완한 후 스트레칭 운동을 시행합니다.

앞으로 굽히기, 뒤로 젖히기, 우측으로 굽히기, 좌측으로 굽히기 등을 통증을 느끼지 않는 한 시행합니다. 자발적으로 움직이지 못하는 것을 억지로 움직이지 말아야 합니다. 파스나 바르는 소염진통제 종류도 통증 완화에 도움이 될 수 있습니다. 이러한 보존적인 요법에도 증상이 심해지거나 완화되지 않으면 병원에 가서 진료를 받아야 합니다.

## 치료

### (1) 약물요법

부기를 없애기 위한 소염제, 통증을 없애기 위한 진통제, 근육을 이완하기 위한 근이완제를 투여합니다.

### (2) 신경차단술

지속적이거나 반복적으로 신경이 압박되면 신경 주위가 부으면서 신경으로 통하는 혈류가 차단되어 그 주위로 염증 반응이 나타나 급성 또는 만성 통증이 유발됩니다.

신경차단술은 압박된 신경 주위에 강력한 소염제(염증완화제)를 직접 주입해 부종과 염증 반응을 억제하여 신경으로 가는 혈류를 개선하고 통증을 줄이는 방법입니다. 일시적인 방법일 수 있으나 증상 개선을 도모할 수 있으며, 수술할 수 없는 경우나 수술할 경우는 아니지만 증상이 개선되지 않을 때 시행합니다.

### (3) 증식요법(프롤로테라피)

골격계를 튼튼히 유지해주는 인대가 이완되어 관절의 불안정이 생기고 척추 주위 관절의 신경이 자극되어 통증이 생깁니다. 따라서 인대를 강화해 관절을 안정화하면 이차적으로 발생하는 통증을 없앨 수 있습니다. 즉 척추와 척추 사이의 약해진 인대를 보강해주는 것입니다.

인대를 강화하는 방법에는 인대가 뼈에 부착하는 부위에 고장성 수액을 주사하여 인위적으로 인대 증식을 유발하는 것이 있습니다. 즉 상처 입은 부위가 더욱 강한 조직으로 채워지는 것과 같은 반응을 유발하는 것입니다.

지속적인 자극을 위해 보통 반복적인 주사가 필요하며 대부분 주사 후 통증을 호소하나 이는 세포막 파열에 따른 염증 반응에 의한 것이므로 대부분 3~4일 후 자연 소멸되지만 1주 이상 지속될 수도 있습니다. 신경차단요법과 같이 시행하면 효과적입니다.

# 어깨 결림이 있을 때

## 증상과 원인

어깨 결림은 어깨 주변의 근육이 너무 긴장해서 일어납니다. 어깨뿐 아니라 신체의 모든 근육이 장시간 긴장되면 혈관이 압박되어 통증이나 피로를 느낍니다. 젖산 등의 근육 피로물질이 축적되어 피로감과 함께 때로는 통증을 느끼는데, 원인 중 하나는 자세에 있습니다.

사람의 머리 무게는 4kg 정도이며 책상에서 일할 경우 머리를 약간 앞으로 숙인 자세를 취하는 것만으로도 목, 어깨, 등의 근육은 4kg의 부하를 계속 지탱하지 않으면 안 됩니다. 정신적 스트레스도 어깨 주변 근육의 과긴장으로 연결되기 쉽습니다.

## 응급처치

작업 중 갑작스럽게 어깨 결림이 있을 때 하던 일을 잠시 멈추고 심호흡을 한 뒤 스트레칭을 합니다. 집에 와서 따뜻한 물로 샤워하거나 어깨 부위에 온열찜질을 합니다. 샤워할 때 좀 뜨거운 물을 세게 틀어놓고 아픈 부위 위주로 물줄기를 맞고 서 있는 것도 좋은 방법입니다. 하지만 너무 자주 오래하면 피부가 건조해질 염려가 있습니다.

몸을 움직일 수 있는 한도 안에서 최대한 스트레칭을 하고 좋아하는 음악을 듣는 등 몸을 이완하는 방법을 시행합니다.

잠잘 때는 너무 높은 베개는 피하며 경추의 곡선을 살릴 수 있는 메모리폼 베개 등을 사용하고 숙면을 취합니다. 이러한 요법에도 증상이 장시간 지속되며 어깨 결림이 더 심해지면 병원에 가서 진료를 받아야 합니다.

## 목과 어깨 결림 예방과 해소에 도움이 되는 스트레칭

### (1) 목 구부리기

목을 천천히 옆으로 구부리고 6초를 센 다음 본래 상태로 돌아옵니다. 반대쪽도 마찬가지로 구부립니다. 그 다음 앞쪽과 뒤쪽도 마찬가지로 실시합니다. 마지막으로 왼쪽으로 돌리고 오른쪽으로 돌려 천천히 목을 회전시킵니다.

**(2) 목 마사지**

손가락을 모아서 목줄기를 위에서 아래로 쓸어내립니다. 그리고 손끝에 힘을 주어 약간 세게 목이 뻐근한 곳을 누릅니다. 반대쪽도 마찬가지로 실시합니다.

**(3) 두 어깨 좌우로 돌리기**

두 팔을 앞으로 펴서 어깨와 수평이 되게 하고 팔을 오른쪽으로 돌려서 어깨를 돌립니다. 몸을 최대한 옆으로 돌렸다가 본래 상태로 돌아온 후에는 왼쪽으로 돌립니다. 앞 팔뚝을 잡고 좌우로 돌린 다음에는 두 손 끝을 배꼽까지 내리고 좌우로 돌립니다.

**(4) 두 팔 앞뒤로 흔들기**

두 다리를 어깨 넓이만큼 벌리고 자연스럽게 섭니다. 두 팔을 나란히 앞으로 내밀었다가 단숨에 등뒤로 돌립니다. 그런 다음 바로 본래 상태로 돌아옵니다. 바람을 가를 만큼 빠른 속도로 시행합니다.

### (5) 견갑골 오므리기

벽이나 기둥에 등을 대고 서서 턱을 잡아당기고 뒤통수, 어깨, 엉덩이를 똑바로 벽에 댑니다. 벽에서 조금 떨어져 견갑골을 맞붙이는 느낌으로 등을 오므리고 6초 동안 그 상태를 유지합니다. 그런 다음 힘을 빼고 본래 상태로 돌아옵니다. 마지막으로 두 팔을 몸에 붙이고 손가락을 축 늘어뜨립니다.

chapter 9

# 급증하는 VDT 증후군 (컴퓨터 단말기 증후군)

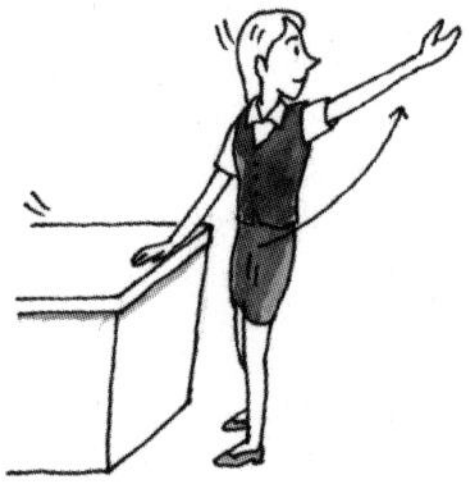

●

# VDT 증후군 (컴퓨터 단말기 증후군)이란?

○

비디오 영상장치 단말기 증후군, 컴퓨터 단말기 증후군(Visual Display Terminal Syndrome)이라고도 합니다. 오랜 시간 게임기나 컴퓨터의 화면을 보거나 키보드 같은 반복적인 손의 사용, 적절치 않은 조명, 좋지 않은 자세 등으로 발생하는 스트레스, 눈의 장애, 두통, 목, 어깨, 손, 허리 통증을 유발하는 것입니다.

## 올바른 작업자세

### (1) 모니터의 위치와 높이

눈에서 적어도 45cm 정도 떨어지고, 시선보다 약간 아래쪽에 위치해야 합니다. 또한 스크린에 먼지가 많이 있으면 대비도와 밝기가 저하되므로 스크린을 깨끗하게 청소합니다.

### (2) 키보드의 높이

팔꿈치가 90도 이상 구부러지지 않는 높이에 놓고, 손목 받침대를 사용하여 손목 근육의 부담을 줄여주면 통증이 줄어들게 됩니다.

### (3) 작업해야 할 정보문서의 위치

모니터에 아주 근접한 위치에 놓아서 타이핑할 때 불필요하게 고개를 구부리거나 숙이는 일을 줄여야 합니다.

### (4) 의자 등받이의 강도

의자의 등받이는 체중이 가해졌을 때 작은 충격이나 압력을 견뎌낼 정도가 되어야 하며, 의자 등받이가 뒤쪽으로 90~110도 경사지도록 유지하고 너무 심하게 휘어질 정도의 의자는 사용해서는 안 됩니다.

### (5) 어깨와 목 사이로 수화기를 잡고 이야기할 때

바쁘다 보면 두 손으로는 타이핑을 하면서 한쪽 어깨와 목을 구부려서 전화를 받는 일이 흔합니다. 꼭 전화하면서 하던 일을 해야만 하는 경우는 마이크가 달린 헤드폰을 사용합니다. 이렇게 하면 한쪽 어깨를 지속적으로 올리면서 반복적으로 일하지 않게 되어 한쪽 어깨의 근육강직이 유발되는 것을 피할 수 있습니다.

## 컴퓨터 작업시 체조 방법

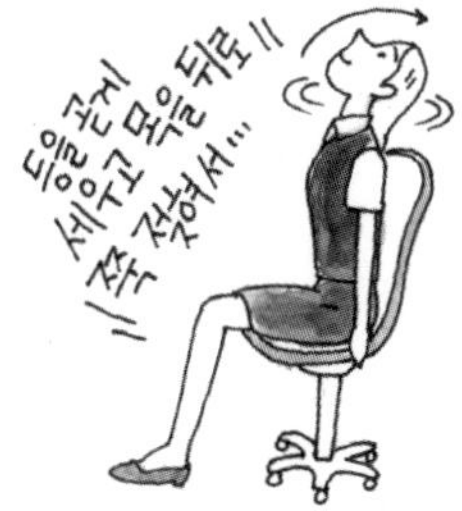


**1**

등을 곧바로 세우고 목을 뒤로 쭉 젖혀서 좌우로 크게 천천히 돌립니다.

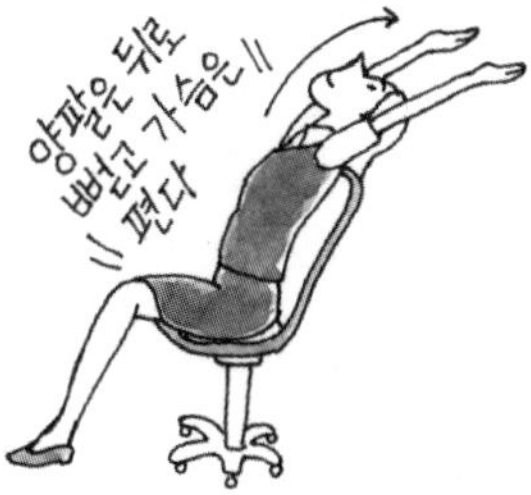


**2**

양팔을 뒤로 뻗고 가슴을 편 다음 턱을 뒤로 젖히며 손끝을 뻗습니다.

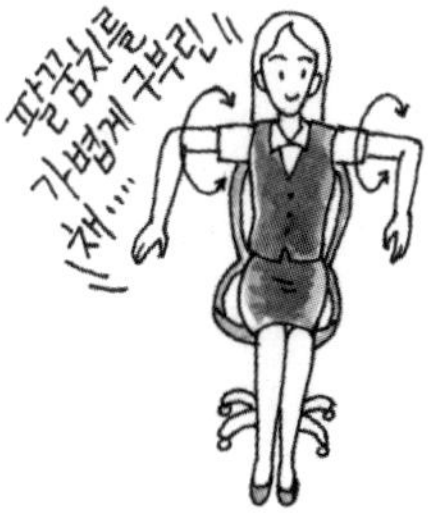


**3**

팔꿈치를 가볍게 구부린 채 어깨를 부드럽게 돌립니다.

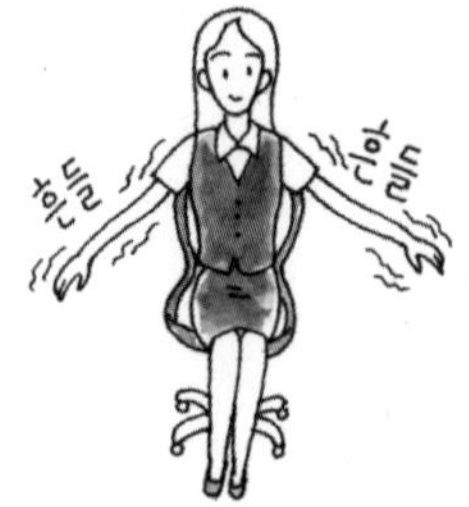


## 4

손과 팔의 힘을 빼고 흔듭니다.

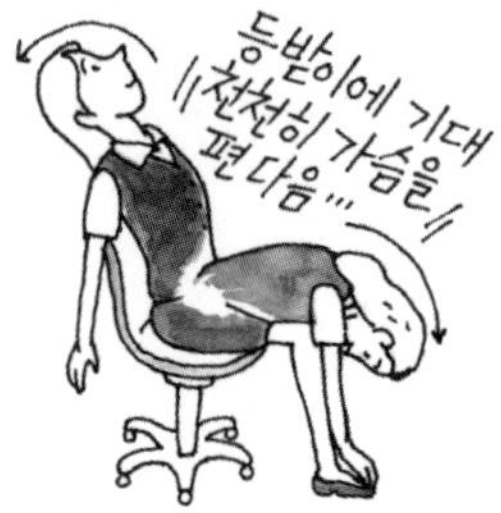


## 5

등받이에 기대고 천천히 가슴을 편 다음 팔을 아래로 쭉 뻗고 등, 어깨, 목의 힘을 빼면서 상체를 앞으로 숙입니다.

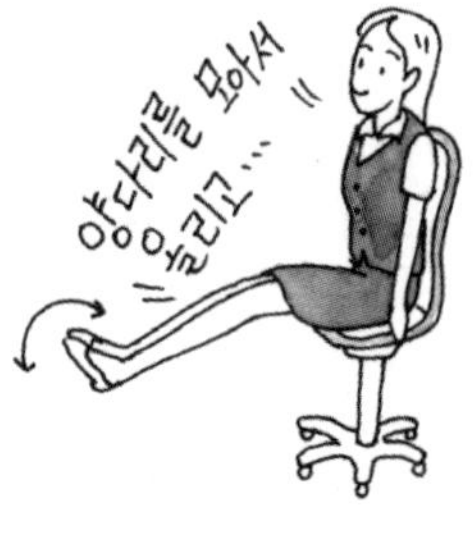


## 6

양다리를 가볍게 모아서 올리고, 발목을 뻗어서 돌리거나 움직입니다.

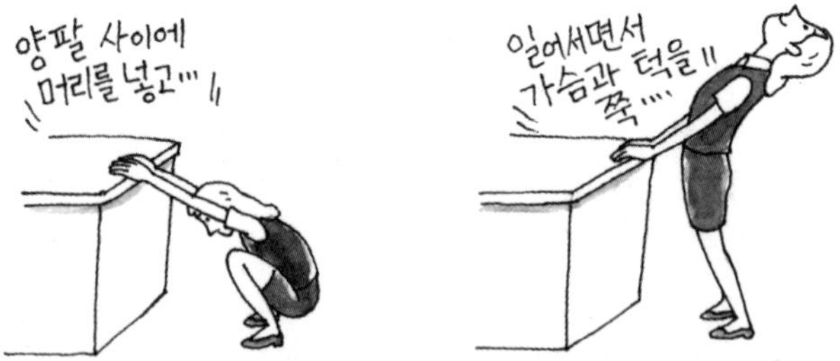


## 7

책상을 양손으로 잡고 양팔 사이에 머리를 넣은 뒤 어깨, 등, 허리를 쭉 뻗듯이 천천히 웅크린 다음 책상을 그대로 잡고 일어서면서 가슴과 턱을 쭉 내밉니다.

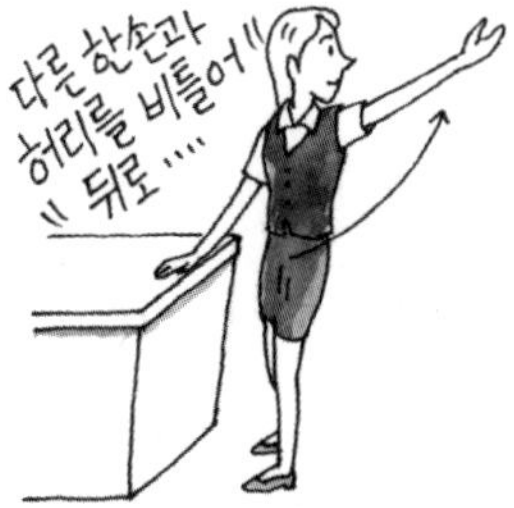


**8**

한 손으로 책상을 잡고, 다른 한 손과 허리를 비틀어 뒤로 뻗으면서, 시선은 뻗은 손을 향합니다.

## 스트레칭

스트레칭은 작업시작 전에 시행합니다.

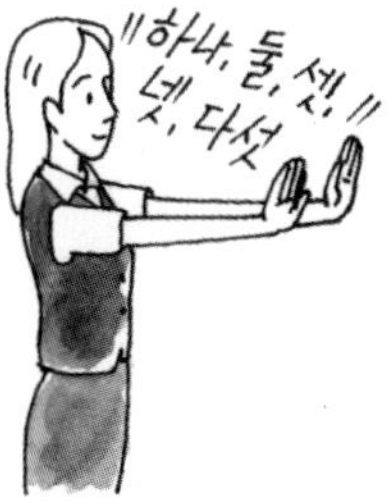


**1**

손목과 손가락을 위로 쭉 펴고 다섯을 셉니다.

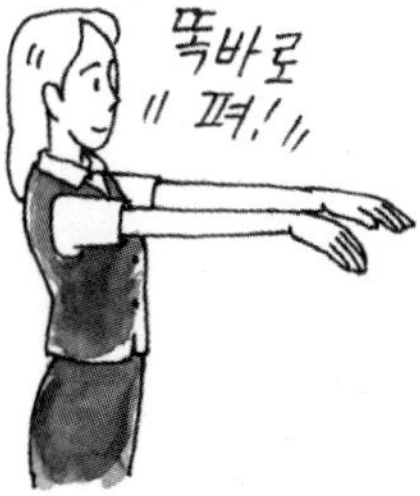


**2**

손목과 손가락을 똑바로 폅니다.

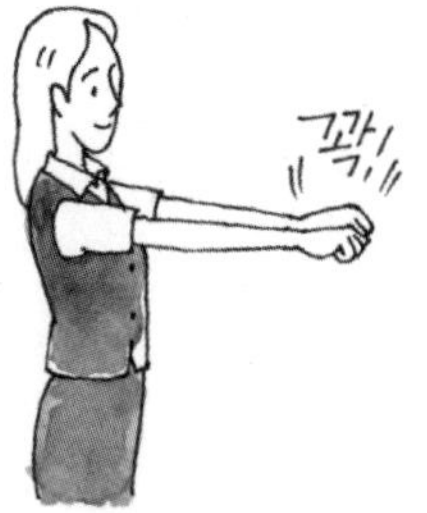


**3**

양손을 꽉 주먹 쥡니다.

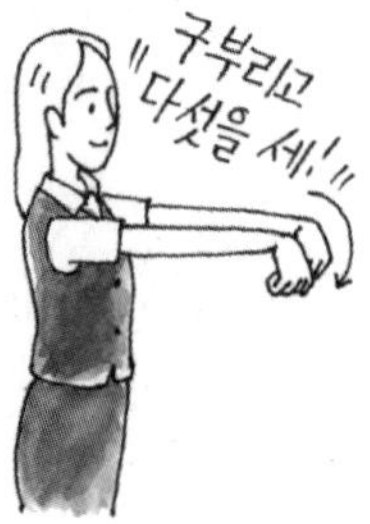


**4**

주먹을 쥔 채로 손목을 아래로 구부리고 다섯을 셉니다.

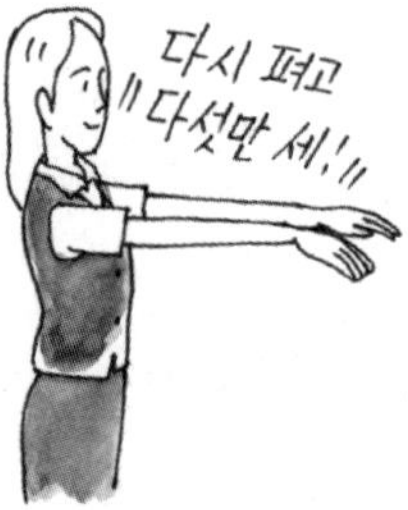


**5**

손목과 손가락을 다시 펴고 다섯을 셉니다. 이때 손가락의 힘은 뺍니다.

**6**

이런 운동을 10번 반복하고 나서 양팔을 늘어뜨리고 2초 동안 흔듭니다. 이 운동은 5~10분이 소요됩니다.

부록

# 우리가 몰랐던 목 건강 기본 상식

# 목·어깨 통증 예방 위한 '적정 높이 찾는 법' 5가지

오랜 시간 같은 자세로 일을 하면 목과 어깨, 허리 등에 통증이 느껴집니다. 잘못된 자세를 취한 상태로 일하는 습관이 자리잡은 탓입니다.

대표적으로 자연스러운 C자형 목이 아닌 일자형 목뼈로 변형되는 거북목증후군, 어깨 근육이 경직되어 혈액순환이 잘 안 되어 생기는 어깨 통증, 그리고 척추를 지지하는 인대와 근육이 약해져 생기는 허리 통증이 있습니다.

이러한 질환들을 예방하기 위해서 우리는 '내게 맞는 적정 높이'를 찾아야 합니다.

**1. 컴퓨터 모니터 높이**

사용자의 눈이 모니터의 2/3 지점을 바라보는 높이여야 하고, 모니터는 가능한 한 정면으로 응시하세요. 컴퓨터 모니터와 사용자의 눈은 50cm 이상 떨어진 간격이 유지되어야 좋습니다.

**2. 스마트폰 화면 높이**

스마트폰을 볼 때는 고개를 되도록 숙이지 않는 것이 좋습니다. 또한 스마트폰은 항상 눈높이와 비슷하게 하여 이용해주세요.

**3. 의자 높이**

의자에 앉았을 때 무릎 높이가 너무 높거나 낮지 않게 허벅지가 수평을 이루도록 조정해주세요. 무릎 각도는 두 발이 편안하게 닿는 정도인 90~130도로 유지하는 것이 좋고, 의자에 앉을 때는 허리를 곧게 펴고 등받이와 허리가 밀착되게 앉아주세요.

**4. 책상 높이**

책상 높이는 앉았을 때 팔꿈치보다 5cm 정도 높도록 조정해주세요. 허벅지와 책상과의 간격은 다리를 꼬고 앉을 정도의 공간으로 착석하는 것이 좋습니다.

**5. 싱크대 높이**

싱크대의 적정 높이는 키(cm) × 0.5 + 5(cm). 싱크대나 작업대 높이가 너무 낮다면 다리를 벌려 키를 낮춰주세요.

– 보건복지부

# 일자목의 원인과 거북목 교정운동

거북목증후군이란 머리가 구부정하게 앞으로 나오는 자세를 오래 취해 목이 일자목으로 바뀌고 뒷목, 어깨 통증 및 허리 통증이 심해질 경우 목 디스크까지 유발하는 증상을 말한다.

포스트루다이렉트닷컴에 게시된 기사에 따르면, 평범한 사람은 하루에 2시간에서 4시간 정도 스마트폰을 사용한다. 1년이 되면 이는 700시간에서 1,400시간에 달한다. 이렇게 컴퓨터와 스마트폰 사용 시간이 늘어나면서 거북목증후군은 매우 흔한 증상이 됐다.

구체적으로 거북목증후군의 증상은 두통, 뻣뻣한 목, 눈 통증, 팔 통증, 어깨 통증 등이 있다. 한편 거북목 교정을 위해 시도할 수 있는 몇 가지 요령은 다음과 같다.

**목운동**

거북목증후군의 증상을 완화하는 데 가슴에 턱이 닿을 것처럼 5초간 머리를 내렸다가 머리를 들어올리는 운동이 유용하다. 머리를 들기 전에 머리를 좌우로 돌리거나 기울여서 목 근육을 충분히 풀어준다.

**경추베개**

경추목베개나 일자목베개를 사용한다. 건강관리 전문기관 앱솔루스 웰니스가 제안한 바에 따르면, 메모리폼 베개와 같이 목의 자연스러운 곡선을 살려주는 베개가 도움이 된다. 목에 부담을 줄 수 있는 높은 베개나 두 개 이상의 베개를 사용하지 말아야 한다.

**백팩**

무거운 백팩을 사용하지 않는다. 무거운 것을 메게 되면 나쁜 자세를 유발할 수 있고 목 통증, 등 통증, 어깨 통증을 유발할 수 있다. 백팩을 들 때 한쪽 어깨에 걸치지 말고 양쪽 끈을 다 사용한다. 또한 무거운 물건을 들 때 등에서 중심부에 위치하게 드는 것도 목이나 등의 부담을 줄이는 방법이다.

– 〈팸타임스〉 이재성 기자

## 목·어깨·허리 통증
## 직장인의 고질병?

사무실은 회사원이 가장 많은 시간을 보내는 곳이다. 대부분 시간을 컴퓨터 앞에 앉아 있는 회사원들은 목과 어깨, 허리에 크고 작은 병을 달고 산다. 올바른 업무습관을 통해 사무실에서 건강을 지키는 법을 알아보자.

먼저 허리 건강을 위해 엉덩이를 의자 깊숙이 넣고 등은 등받이에 바짝 기대앉는 게 좋다. 허리의 굴곡진 부위와 의자 등받이 틈새에 쿠션을 넣어 허리를 받쳐주면 척추의 균형을 유지하는 데 효과적이다.

컴퓨터 모니터는 눈높이에 맞춰야 한다. 모니터를 보며 앉아서 일하면 자연스럽게 목을 앞으로 빼면서 숙이기 쉽기 때문에 거북목이 돼 척추와 근육에 부담이 가해지고, 목 디스크와 만성 목통증으로 이어질 수 있다.

일하는 사이사이 5분만이라도 스트레칭을 하면 업무를 더 효율적으로 할 수 있다. 매 30분마다 잠깐씩 일어나서 허리를 곧게 펴고 팔을 높이 들어 쭉 펴주는 동작이 좋다. 이런 동작은 혈액순환에 좋을 뿐만 아니라 눌려 있던 골반과 척추에 가해졌던 무리한 압력을 덜어주는 역할을 하기도 한다.

직장인들이 하루 중 가장 힘들어 하는 시간은 점심시간 이후인 오후 2~4시. 이때 대부분 커피나 에너지 음료 등을 마시며 피로를 해결하려고 한다.

커피는 하루 3잔을 넘지 않는 것이 좋으며, 위산 과다 분비를 예방하기 위해 아침 공복 시보다는 식후 1시간 정도에 마시는 것이 좋다.

이와 함께 모든 일에 무기력해지는 상태가 지속돼 고생하는 직장인도 늘고 있다. 이를 '번아웃 증후군'이라 하는데 단순히 무기력해지는 것뿐만 아니라 과로로 인한 건망증이 생기거나 과도하게 예민해지고 밤에 불면증을 호소하기도 한다.

번아웃 증후군은 긴 노동 시간에 비해 짧은 휴식 시간, 강도 높은 노동 등으로 인해 발생할 수 있다. 번아웃 증후군에서 벗어나기 위해서는 전문적인 상담을 받거나 주변인과 함께 해결하는 것이 좋다.

– 〈보건뉴스〉 김혜란 기자

# 어깨 뻐근하고 만성 두통, 거북목증후군 증상은?

거북목증후군은 잘못된 생활습관 등으로 목뼈가 일자형 또는 역 C자형으로 변형되는 것을 말한다. 귓불이 어깨의 제일 앞부분과 비슷한 위치에 있어야 정상인데, 얼굴이 앞으로 더 나왔다면 거북목증후군을 의심해 볼 수 있다.

정상적인 목뼈는 C자 모양의 커브 형태로 외부의 충격을 완화해주고 분산하는 역할을 한다. 목뼈의 모양이 바뀌면 목뼈를 지지하는 목 뒤쪽의 근육과 인대가 당겨지는데, 이로 인해 고개가 앞으로 나올 때마다 목뼈에 하중이 가중되어 다양한 신체 증상을 일으킨다.

목과 어깨가 일시적으로 뻐근한 정도면 다행이지만, 정도에 따라 근육 통증은 물론 두통이나 팔 저림, 눈의 피로 등 다양한 신체 증상을 동반하기에 주의가 필요하다.

거북목증후군의 예방 및 증상 완화를 위해서는 평소 자신의 자세를 의식하고 바른 자세를 유지하려는 노력이 필수다.

컴퓨터나 스마트폰을 사용할 때는 지나치게 고개를 숙이지 않도록 주의하고, 장시간 같은 자세로 집중하는 습관은 피해야 한다. 장시간 컴퓨터를 사용하는 직장인들은 모니터 높이를 높여 눈높이에 맞추고, 눈이 나쁘다면 안경 및 렌즈를 착용해 모니터를 가까이 들여다보지 않도록 조심하는 것이 좋다.

목 관절이 경직되지 않게 하기 위해서는 스트레칭 또한 중요하다. 평소 허리가 일직선이 되도록 바르게 앉은 상태에서 어깨를 펴고 턱을 목 쪽으로 바짝 당기는 스트레칭을 자주 해주면 경추 건강에 도움이 되겠다.

– 〈머니S〉 강인귀 기자

# 출퇴근길 대중교통에서 어떤 자세로 앉거나, 서 있나요?

회사원 최모 씨(36세)는 오늘 아침도 일찍 일어나 지하철에 몸을 실었다. 다행히 자리에 앉았지만 고개를 마음대로 가눌 수 없어 구부정한 자세로 잠을 청했다. 그렇게 꾸벅꾸벅 졸며 1시간 반을 왔다갔다 한 지 2년이다.

이렇게 출퇴근 자리가 불편하다 보니 목과 허리에 무리가 가기 시작했다. 회사에서도 앉아만 있다 보니 며칠 전부터 목과 어깨 부근이 너무 아파 최씨는 결국 병원을 방문했다. 의사는 그에게 '목 디스크' 위험이 있으니 자세를 바르게 해야 한다고 말했다.

최씨와 같이 대중교통을 이용해서 장거리를 출퇴근하는 이들은 근골격계에 문제가 생길 수 있다. 흔들리는 버스나 지하철은 급정거 시 목이 뒤로 심하게 젖혀지는 등 불안정한 자세가 나타나기 쉬워서다.

또한 대중교통을 이용하는 시간이 길다 보면 척추나 허리, 목에 무리가 오기 쉽다.

대중교통을 이용한 출퇴근길 시 건강한 신체를 위해 신경 써야 할 바람직한 자세에 대해 알아본다.

**지하철이나 버스에 서 있을 때**

버스나 지하철에서 서서 갈 경우 몸이 휘청거리기 쉽다. 올바른 자세는 한 손으로 손잡이를 가볍게 잡고, 한쪽 발은 앞으로 내밀고 선다. 옆에서 봤을 때 골반과 어깨, 귀가 일직선이 되도록 한다.

몸의 중심을 바로잡고 양쪽 발에 체중을 고르게 분산시킨 뒤, 발뒤꿈치를 들었다 내렸다 하는 가벼운 스트레칭을 반복하는 것도 좋다. 무게가 한쪽으로 쏠리면서 근육의 피로가 한쪽으로 가중되는 짝다리 습관은 금물이다.

또한 가방은 한쪽으로만 들거나 메지 않고 어깨에 사선으로 메야 균형이 망가지지 않는다.

**지하철이나 버스에 앉아 있을 때**

운이 좋게 자리에 앉았다면 엉덩이와 허리, 목이 일직선이 되는 것을 기준으로 발목과 무릎, 엉덩이의 각도는 직각을 만들자. 턱은 가슴 쪽으로 약간 당겨 부담을 줄이는 것이 좋다.

엉덩이는 등받이 쪽으로 바짝 붙이고, 다리는 꼬지 않으며 머리는 숙이지 않아야 한다. 그래야 허리와 어깨를 바르게 펴 척추와 관절의 부담을 줄일 수 있다. 다만 등받이가 불편하다면 10도 정도 젖히는 것도 좋다. 잠깐 눈을 붙일 때는 고개를 숙이지 않도록 한다.

**대중교통에서 스마트폰을 사용할 때**

지하철에는 한 손은 손잡이, 다른 한 손에는 스마트폰, 귀에는 이어폰, 눈은 스마트폰 화면을 보고 있는 사람이 많다. 보통 스마트폰을 눈높이보다 낮은 위치에 두고 장기간 사용한다. 머리를 숙이고 경추에 부담이 가중되는 시간이 길어지면 피로도가 축적되고 거북목증후군의 위험이 높아진다.

따라서 고개를 세우고 액정을 눈높이로 올려 30cm 이상 거리를 유지하되, 최소 20분마다 목을 좌우로 돌려 스트레칭을 해야 한다. 이어폰의 음량이 커 발생하는 소음성 난청을 예방하기 위해 클립형 이어폰, 헤드폰을 이용해 외이 밖에서 전달하는 소리를 듣는 것도 좋다.

눈의 피로도 줄이기 위해 눈을 의식적으로 깜박여주고 먼 밖을 보려고 노력하는 것도 필요하다.

– 〈헬스조선〉 이보람 기자

# 잠자는 동안에도 움직이는 경추, 목 건강 생각한다면 '경추베개'

목은 척추 건강에서 가장 중요한 부위 중 하나다. 허리에서 목으로 이어지는 척추의 라인이 제대로 구동되지 않는다면 척추의 건강은 쉽게 담보하기가 어렵다.

특히 수면 중 목의 상태는 척추의 전체적인 건강에 지대한 영향을 미친다. 수면 중 목이 삐뚤어지고 척추의 형태가 제대로 유지되지 못한다면 척추의 피로는 쉽게 풀리지 않는다.

더구나 경추의 경우에는 두통이나 어깨 통증 등 다른 종류의 통증들로 연결되기가 매우 쉽다. 그렇기 때문에 좋은 매트리스나 침대만큼이나 좋은 베개를 찾는 것 또한 매우 중요한 일이라 하지 않을 수 없다.

**척추 건강을 지켜주는 다양한 '경추베개'**

목 부위를 지나는 척추를 쉽게 경추라고 한다. 경추는 머리뼈와 등뼈 사이에 있는 7개로 구성된 척추의 맨 윗부분을 말한다. 이런 경추 부위에 무리가 오게 되면 경추 통증을 호소하게 되는데, 이는 쉽게 나아지지 않는 지긋지긋한 통증이라고 할 수 있다.

이런 통증을 해소하기 위해서는 숙면이 필요한데 이를 위해서는 경추 베개를 사용하는 것이 현명한 방법이라 할 수 있겠다.

경추베개는 다양한 종류가 있지만 일자화되기 쉬운 경추 부위를 지지해 주는 형태의 베개를 경추베개라고 할 수 있다. 최근에는 거북목을 치료하기 위한 거북목베개 같은 다양한 형태의 목베개들이 주목받고 있다.

최근에는 편백나무 경추베개와 메모리폼 베개 등 다양한 기능성 베개들이 나와 있다.

편백나무 베개는 편백의 향기 속에 있는 피톤치드 성분이 자는 동안 우러나와 심신을 안정시켜주는 효과를 준다. 메모리폼 베개는 라텍스 재질의 내장재가 개인의 경추 형태에 맞는 모양으로 변형되기 때문에 좀 더 편안하게 숙면을 유지할 수 있다.

이동이 많은 사람들의 경우에는 차에서 수면을 취할 수밖에 없는데 이런 경우에는 여행용 목베개를 활용하는 것이 좋다. U자 형태로 목을 감싸는 형태의 베개인데 이럴 경우 그냥 시트에 기대도 목의 경추 보호에 큰 도움이 된다.

경추베개는 경추에 직접적으로 닿는 베개이기 때문에 경추베개 사용법을 올바로 익힐 필요가 있다. 경추베개는 경추 부위의 C커브를 만들어주기 위해 반원형으로 만들어진 경우가 많다.

이런 경우 이 반원형 부위를 뒤통수나 경추 윗부분에 놓게 되는 경우가 있는데 이럴 경우 경추의 C커브 유지라는 경추베개의 목적에 큰 도움이 되지 않는다. 반드시 목의 경추 부위에 정확히 위치시켜 자는 동안 C커브를 유지할 수 있도록 하는 것이 중요하다.

**올바른 베개 사용법, 반드시 익혀야 한다**

목 디스크가 심할 경우에는 이런 기능성 베개들을 좀 더 세심하게 고르는 것이 필요하다.

특히 목이 좌우로 휘었을 경우에는 너무 딱딱한 나무베개보다는 적당히 목의 움직임을 가져갈 수 있는 라텍스 재질의 베개가 더 좋다고 볼 수 있다. 병원에서 추천하는 목 디스크에 좋은 베개를 사용하는 것도 좋은 방법이다.

경추베개를 꼭 쓸 수 없다면 올바른 베개 사용법을 익혀 일반 베개들을 쓰는 것도 도움이 된다. 특히 베개를 벨 때에 목 부위까지 함께 벨 수 있도록 하고, 너무 높거나 낮은 베개를 사용하지 않는 것이 좋다. 베개의 높이는 바로 누웠을 때 6~8cm 정도가 적당하다.

– 〈팸타임스〉 김재영 기자

# 컴퓨터와 스마트폰으로부터 목 건강 지키는 법

최근 디지털기기 사용 시간이 늘어나면서 목 건강에 빨간불이 켜졌다. 장시간 스마트폰이나 컴퓨터 작업을 하다보면 고개가 거북이처럼 앞으로 쏠리게 되는데, 이때 하중이 실리면서 통증을 유발한다. 문제는 단순히 목 통증에만 그치지 않는다는 점이다.

전문가들에 의하면, 목은 뇌와 가깝기 때문에 두통과 집중력 저하, 불안·짜증으로도 이어지기 쉽다. 최악의 경우엔 "전신마비까지 일으킬 수 있다"고 한다.

그렇다면 목 건강관리는 어떻게 해야 할까. 일본 주간지 〈프레지던트〉 보도를 통해 만반의 대비책을 알아본다.

'잠을 잘못 잔 것도 아닌데, 계속 뒷목이 뻐근하고 목을 돌리기가 힘들다.'

이런 이상을 느끼는 사람이 적지 않을 것이다. 실제로 한 연구 결과

"목의 변형이나 피로 축적이 없는 사람은 10%에 불과"한 것으로 나타났다. 바꿔 말하면 10명 중 9명은 목에 이상 증상을 겪고 있다는 얘기다.

이와 관련, 목척추 전문의 미쓰이 히로시 씨는 "목의 노화는 20대부터 시작된다"고 전했다. "노화로 목 근육이 쇠퇴하면서 머리를 지탱하는 힘이 약해지고 다양한 몸의 부진을 초래한다"는 설명이다.

특히 초기에는 목 자체가 아닌 어깨, 팔 등에서 주로 통증이 나타난다. 따라서 단순 근육통이라고 여기고 대수롭지 않게 방치하는 경우가 많다.

미쓰이 전문의는 "근육 피로로 인한 어깨 통증과 목이 원인인 어깨 통증은 전혀 별개"라고 강조했다. 만일 마사지를 해도 어깨 결림이 완화되지 않고, 쉬어도 낫지 않는다면 목의 부진을 의심해봐야 한다.

초기 증상인 어깨 통증을 방치할 경우 두통과 현기증을 경험할 수 있다. 여기서 심해지면 손 저림과 팔에 힘이 들어가지 않는 등의 증상이 나타난다. '목 건강이 매우 위험하다'는 신호다. 전문가들은 "계속 방치하면 팔이나 다리에 마비가 올 수 있다"며 경종을 울렸다.

이렇듯 목 질환이 증가하는 배경은 '노트북과 스마트폰 사용률'이 급증했기 때문이다. 자연스럽게 고개를 숙이는 시간이 길어지게 됐는데, 이때 목이 받는 하중은 평상시보다 5배 가량 높아진다. 일반 성인의 머리 무게가 평균 5kg이므로 무려 25kg의 무게를 감당해야 하는 셈이다.

특히 심각한 건 목 디스크 환자의 증가다. '목 디스크'란 목 쪽 척추인 경추와 경추 사이에 있는 추간판이 탈출하거나 파열돼 신경근 또는 척수를 누르는 질환이다. 목뿐 아니라 두통, 어깨 결림, 팔 저림, 가슴 통증과 같은 다양한 증상을 초래한다.

원래는 퇴행성 질환으로 알려졌지만, 최근에는 젊은 20~30대도 목 디스크로 고생하는 환자가 빠르게 늘어나는 추세다. 과거 '디스크(추간판탈출증)'라고 하면 압도적으로 허리가 많았던 시절도 있었으나 지금은 정형외과를 찾는 대부분의 환자가 목 디스크일 정도로 완전히 역전했다.

치료법은 목 주변의 근력을 향상시키는 재활치료와 약물치료로 나눌 수 있다. 미쓰이 전문의는 "무리한 수술은 권하지 않으며, 보행장애나 마비 같은 중증인 경우에 한해서만 수술을 진행하라"고 조언했다.

무엇보다 중요한 것은 자세 교정이다. 목 디스크는 잘못된 생활습관에서 비롯되기 때문에 "평소 습관을 바꿀 필요가 있다"는 지적이다.

예를 들어 목만 홱 돌리지 말고, 돌아볼 때는 몸 전체가 따라가는 게 좋다. 어쨌든 목에 부담을 주지 않는 자세가 포인트다. 또 무거운 머리와 몸을 균형 있게 지탱하기 위해서는 척추가 S자 커브 형태를 유지하고 있어야 한다.

구부정한 자세는 금물. 허리를 펴고 목을 편안히 세운 상태로 모니터와 스마트폰을 눈높이로 바라보는 것이 베스트다.

장시간 컴퓨터에 앉아 지낼 수밖에 없는 직장이라면 최대한 바른 자세를 유지할 수 있도록 책상이나 의자, 디스플레이의 높이를 조절해보자. 참고로 책상 위에 양팔을 올렸을 때 팔꿈치가 90도로 구부러져야 적합한 책상 높이다.

같은 자세로 오랫동안 앉아 있는 것도 좋지 않다. 틈틈이 자리에서 일어나 스트레칭을 하고, 화장실에 가는 등 자세를 바꿔준다.

덧붙여 외출할 때도 목에 부담을 주지 않도록 유의해야 한다. 가방을 언제나 같은 손으로 들기보다 번갈아 드는 게 바람직하다. 가장 좋은 건 양쪽으로 메는 배낭형이다. 양쪽 어깨가 가방 무게를 받아들여 목에 가는 부담이 줄어들게 된다.

베개 선택도 중요하다. 잠을 잘 때는 머리를 10~20도 높이에 두자. 이보다 높거나 너무 딱딱한 베개라면 자다가도 목에 부담이 갈 수 있으니 주의한다. 추천하는 베개는 부드럽고 옆으로 긴 형태다.

미쓰이 전문의는 "자면서 자신도 모르게 몸을 뒤척이다 베개에서 머리가 떨어지고 목에 충격이 가해지기도 한다"며 "예방 차원에서라도 옆으로 긴 베개를 선택하는 것이 좋다"고 조언했다. 목욕타월을 말아 옆에 둔다든지 같은 베개를 2개 나란히 두고 자는 것도 방법이다.

다음은 《목·어깨 경추증을 스스로 고친다》의 저자, 사카이 신타로 원장이 귀띔하는 '목 건강을 지키는 비결'이다. 지금 바로 실천할 수 있는, 어렵지 않는 것들이니 참고해보자.

### 스카프로 목을 따뜻하게

목이 추우면 혈류가 나빠져 목에 피로물질이 쌓이기 쉽다. 게다가 목을 앞으로 빼거나 움츠리게 된다.

사실 파티에서 여성들이 입는 드레스는 목 건강에 해로운 패션이다. 우선 목을 훤히 드러내는 데다 무거운 목걸이, 귀걸이가 목에 부담을 준다. 건강을 생각한다면 목은 언제나 따뜻하게 하는 것이 좋다. 스카프나 스톨을 활용하면 멋스러울 뿐 아니라 목 건강을 유지하는 데도 도움이 된다.

### 스마트폰 드는 기발한 방법

아무래도 스마트폰을 볼 때는 고개가 자꾸 아래로 향하게 된다. 구부정한 자세로 화면을 들여다보면 목 건강에 치명적. 더욱이 볼과 턱 라인이 느슨해져 나이 들어 보이는 인상이 된다.

이런 고민을 해결해주는 간단한 포즈가 있다. 다름 아니라 스마트폰을 들지 않는 손을 주먹 쥔 다음 반대편 겨드랑이에 끼우는 것이다. 이후 나머지 손으로 스마트폰을 들고 보면 자연스럽게 스마트폰 화면과 눈높이가 맞는다. 스마트폰이 흔들리지 않아 눈이 편하며, 고개를 숙이지 않아도 되므로 목도 편안하다.

### 노트북은 얼굴 높이에 맞춘다

컴퓨터, 특히 노트북 사용은 목 디스크의 위험을 가속화시킨다. 해결책은 모니터의 위치를 얼굴 높이와 맞추는 것. 박스나 거치대를 이용해 목에 실리는 부담을 최소화시키자.

처음에는 다소 위화감이 들더라도 높이에 익숙해지면 목 결림이 훨씬 줄어든다. 단, 노트북의 경우 자판을 치는 것이 불편해지기 때문에 무선 키보드를 별도로 준비할 필요가 있을지 모른다.

– 〈일요신문〉 강윤화 해외정보작가

# 직장인의 고질병 거북목, 스트레칭으로 해결하자

컴퓨터와 스마트폰 사용이 일상화된 직장인은 쉽게 '거북목증후군'에 시달린다. 거북목은 잘못된 자세로 목이 정상 곡선을 이루지 못해 고개가 앞으로 빠지는 증상을 뜻한다.

거북목증후군이 심해지면 몸의 불균형을 초래하여 각종 질환을 유발할 수 있어 주의가 필요하다. 거북목증후군은 생활습관이나 자세를 교정하는 것만으로도 증상이 완화된다. 가벼운 스트레칭을 겸한다면 치료와 예방 효과를 얻을 수 있다.

**거북목 통증를 위한 스트레칭**

평소에 목과 어깨가 뻣뻣하다면 스스로 근육을 이완시키며 통증을 완화시킬 수 있다. 폼롤러를 이용하여 목 부근의 경추 굴근(neck flexor muscle)을 자극하여 이완시켜주는 것이다.

폼롤러를 베고 어깨가 따라가지 않게 바닥에 잘 눌러준 상태에서 좌우로 고개를 돌린다. 20회 도리도리 운동을 하고, 잠시 휴식 후 3세트를 반복하면 효과적이다. 폼롤러가 없다면 단단한 물건으로 경추 굴곡을 꾹꾹 지압하면 통증 완화에 도움이 된다.

**근육을 강화해 거북목을 예방하자**

수건이나 밴드를 이용해서 목 뒤편 근육을 강화하면 거북목 예방에 도움이 될 뿐만 아니라 평소 뻐근했던 목과 어깨가 더욱 편안해진다. 수건을 뒤통수에 걸고 앞으로 당기면 상대적으로 힘이 약한 목이 앞으로 밀려오지 않도록 근육을 잡아주면 된다. 밴드나 수건이 없다면 손깍지를 끼고 시행해도 무방하다.

거북목증후군을 예방하고 개선하는 가장 확실한 방법은 바로 일상생활에서의 올바른 자세와 움직임이다. 평소에 자세가 좋지 않으면 운동만으로 개선하기에는 많은 시간과 노력이 필요하다.

– 〈재경일보〉 조성민 기자

# 현대인 위협하는 목 디스크, 어떻게 막을까?

퇴행성 목 디스크에 걸리면 목이 아프고, 손이 저리며 손쓰기가 거북해지는 증상이 나타날 수 있다. 퇴행성 목 디스크는 왜 생기는 것일까. 퇴행성 목 디스크는 뼈와 디스크(추간판)에 노화 현상이 일어나면서 생기는 질환이다.

노화가 진행되면서 디스크의 수분이 소실되어 납작하게 찌그러지게 되어 통증이 발생하기도 하고, 척추 표면에 뼈 조직이 가시처럼 덧 자라 퇴행되어 얇아진 디스크와 함께 신경을 자극하여 주위에 염증을 일으키고 통증을 유발하게 되는 것이다.

보통 40~50대의 연령에서 뚜렷한 진행을 보이지만, 때로는 30~40대의 비교적 젊은 층에서 발생하기도 한다. 퇴행성 목 디스크는 특별한 원인 없이도 노화의 과정에서 발생할 수 있는 흔한 병이다. 여기에 너무 여러 가지 치료 방법이 알려져 있어 오히려 치료법을 선택하기 어려운 병으로 인식되어 있다. 이런 퇴행성 목 디스크의 예방법을 알아본다.

**1. 바른 자세를 유지하라**

의자에 앉을 때는 엉덩이를 당겨 허리를 바로 세운다. 컴퓨터를 사용할 때는 모니터 앞으로 목을 과도하게 빼지 않는다.

운전할 때 등받이는 110도 정도 젖힌다. 아무리 바빠도 30분에 한 번씩 목을 움직이며 스트레칭을 하는 게 좋다.

**2. 장시간 같은 자세로 있지 마라**

고개를 오래 숙이거나 오래 젖히는 작업을 피해야 한다. 이는 목과 척추에 비정상적인 스트레스를 쌓이게 하고 목뼈 주변 근육과 인대를 약화시키기 때문이다.

**3. 나쁜 습관을 없애라**

턱을 괴는 것, 높은 베개 사용, 맞지 않는 신발을 신는 것 등은 목에 부담을 준다. 잠을 잘 때는 말랑말랑한 베개를 사용하는 것이 좋고 가능하면 목뼈의 각도를 살려줄 수 있는 베개를 사용해야 한다.

**4. 담배를 끊어라**

흡연은 뼈의 칼슘을 감소시키며 디스크의 변성을 초래해 허리 통증을 유발한다.

**– 〈코메디닷컴뉴스〉 권순일 기자**

# 무심코 방치하다 큰 코 다치는 의외의 3대 질환은?

2045년이 되면 평균수명이 120세까지 늘어난다고 한다. 하지만 고령화 사회가 가속화되면서 늘어난 수명만큼 일생 동안 병을 앓는 기간도 길어졌다. 건강하지 않은 고령화 사회는 본인과 가족은 물론 사회적 고통으로 이어진다.

이를 극복하기 위해서는 바람직한 생활습관과 질병 예방 및 관리에 대한 스스로의 역할과 준비가 중요하다.

**가볍게 여긴 손발톱무좀, 나도 모르게 병 키워… 적극적 치료 필요**

대한의진균학회가 만 20세 이상 남녀 621명을 대상으로 조사한 결과, 10명 가운데 8명꼴(79%, 493명)은 손발톱무좀 증상을 경험했다.

하지만 '손발톱무좀은 미관상 좋지 않을 뿐 신체건강과는 상관없다'고 답한 응답자는 38%이다. 즉, 생명에 위해를 끼치는 병은 아니기 때문에 적극적 치료 없이 증상을 방치하는 사람이 많다는 것이다.

손발톱무좀은 손톱이나 발톱에 피부사상균(곰팡이)이 침입해 일으키는 질환으로 미용상, 기능상 장애를 넘어 보행장애, 봉와직염으로 연결될 수 있고, 타인에 감염될 가능성도 있어 적극적 치료가 필요한 질환이다.

손발톱무좀에 걸리면 손발톱이 갈라지며 색이 변하고, 부스러지거나 두꺼워지며, 손발톱이 피부를 눌러 피부가 빨갛게 갈라질 수 있다. 무좀으로 갈라진 피부를 통해 균이 들어가 급성 염증이나 2차 감염까지 생기면 발가락·발등이 붓고 진물이 나거나 통증을 동반하며, 심하면 손발톱이 떨어져 나갈 수 있어 균형을 잃고 미끄러지는 등 보행장애를 일으킬 수 있다.

특히 손발톱무좀은 곰팡이가 손발톱을 파고 들어가 살기 때문에 일반 무좀에 비해 치료에 오랜 시간이 걸리고 꾸준한 관심이 필요하다.

특히 50대 이상 중장년층이 많이 걸리는 당뇨병이나 말초혈관 질환자는 다리 혈관에 산소와 영양분이 원활하게 공급되지 않아 무좀균의 번식이 빨라진다. 골수염이나 괴사, 발가락을 잘라내야 하는 족부궤양과 같은 치명적인 합병증 위험을 높이기 때문에 더욱 적극적인 치료가 필요하다.

손발톱무좀은 오랜 시간 인내를 가지고 치료해야 하기 때문에 초기에 적극적이고 꾸준하게 치료하는 것이 좋다. 완치까지 적어도 손톱은 6개월, 발톱은 9~12개월이 걸려 정확한 진단과 함께 전문치료제를 사용하여 꾸준한 치료가 필요하다.

손발톱무좀 치료제를 선택할 때는 약의 '침투력'과 '편리성'을 고려하는 것이 좋다.

**일자목증후군 방치 시 목 디스크, 시력 저하, 어지럼증 위험**

최근 컴퓨터나 스마트폰을 보는 시간이 늘어나면서 일자목증후군을 앓는 사람도 증가했다. 국민건강보험공단이 최근 5년간 건강보험 빅데이터를 분석한 결과, 2011년 249만 명이었던 일자목증후군 환자가 2016년에는 270만 명으로 약 30만 명이 증가한 것으로 조사됐다.

목을 앞으로 길게 빼는 자세 때문에 생겨 '거북목'이라고 불리는 일자목증후군은 'C'자 형태여야 할 경추 모양이 '1자'로 변형되는 질환이다. 컴퓨터나 스마트폰 등을 장시간 사용하면서 머리와 목을 앞으로 내미는 잘못된 자세가 원인이 된다.

일자목증후군이 발생하면 외부의 충격 흡수 능력이 떨어지면서 목뼈 사이의 디스크가 압박을 받거나, 뇌로 가는 혈관을 눌러 시력이 나빠지고 이명이나 어지럼증을 발생할 가능성도 높아 발병 초기에 세심한 관리가 필요하다.

일자목증후군의 예방을 위해서는 모니터를 눈높이의 하방 15도 정도로 맞추고, 스마트폰은 연속해서 1시간 이상 사용하지 않는 게 좋다. 또한 정상적인 목뼈 C자 구조로의 근본적인 교정이 필요한데, 전문가와 상담을 통해 도수치료와 약물치료, 운동치료 등을 병행하는 것이 좋다.

**극심한 생리통, 난임 · 불임 초래하는 자궁질환의 신호일 수도**

여성들에게 한 달에 한 번씩 찾아오는 생리통은 가임기의 많은 여성들에게 흔하게 일어나는 증상이지만, 여성 중 10%는 일상생활에 지장을 받을 정도로 심한 통증을 느낀다. 여성들의 사회진출이 증가하고 이에 따른 스트레스나 과도한 업무는 생리통의 고통을 더욱 야기하고 있다.

생리 시작 1~2일 전이나 생리 직후부터 2~3일간 지속되는 생리통은 호르몬에 의한 일반적인 생리통이다. 하지만 생리 시작 1~2주 전부터 통증이 발생해 생리가 끝나고도 지속되는 경향을 보이는 속발성 생리통은 자궁근종과 자궁선근증 등의 자궁질환 및 골반문제 등으로 발생한다.

대부분의 여성들은 생리통을 한 달에 한 번 겪는 당연한 고통이라 여기는 경우가 많다. 하지만 극심한 생리통의 원인이 다른 자궁질환이 원인일 수 있어 생리통을 방치하다가 질환의 정도가 심해지면 난임과 불임까지 초래할 수 있다. 또한 임신과 출산 시 난산과 유산의 위험성도 있기에 조기 치료와 예방을 위해 힘써야 한다. 정기적인 검진과 생리상태를 체크하는 것이 중요하다.

– 〈메디파나뉴스〉 박으뜸 기자

# 스마트폰 화면 클수록 '목 디스크' 위험 감소

회사원 원모 씨(40세)는 3개월 전부터 뒷목이 결리고 통증에 시달려왔다. 목을 젖히거나 돌리면 뻐근하고 아팠지만 '며칠 푹 쉬면 나아지겠지' 하고 대수롭지 않게 생각했다.

하지만 통증은 갈수록 심해졌고, 한 달 전부터는 어깨와 팔까지 저릿저릿 아프기 시작했다. 목보조기를 구입해 착용하고 다녔지만 차도는 없었다.

게다가 얼마 전부터는 통증 때문에 눕기도 힘들었다. 결국 병원을 찾은 원씨는 뜻밖의 목 디스크 진단을 받게 됐다.

PC와 스마트기기의 대중화와 함께 현대인의 목 건강에 빨간불이 켜졌다. 국내 스마트폰 가입자 수는 국민의 80%인 4,000만 명을 넘어섰다. 부주의한 자세 때문에 발병하는 목 디스크의 증상과 예방법을 소개한다.

### 장시간 고개 숙이고 사용하는 스마트폰, 목 디스크 주범

최근 목 디스크 환자가 급증하는 가장 큰 요인은 스마트기기다. 지하철, 버스 등 대중교통을 이용하다 보면 고개를 푹 숙이고 스마트폰 삼매경에 빠진 사람들을 흔히 볼 수 있다.

미국 뉴욕척추외과재활병원 연구 결과에 따르면, 목을 15도 구부리면 12kg, 30도 구부리면 18kg, 60도는 27kg에 달하는 무게를 경추(목뼈)가 감당해야 한다. 따라서 60도 이상 고개를 숙이면 목이 7세 아이의 몸무게에 달하는 부담을 느끼는 격이다.

평소 목뼈는 C자형 곡선을 유지하는 것이 정상이다. 그러나 스마트폰 사용 등 오랜 시간 고개를 숙이게 되면 목에 부담을 줘, C자가 점점 펴지면서 '일자목증후군'으로 이어진다. 목뼈가 일자로 펴지면 목뼈 사이에서 쿠션 역할을 하는 디스크가 지속적으로 압박을 받아 납작하게 눌려 목 디스크를 유발한다.

목 디스크의 대표적인 증상은 목 통증이다. 초기에는 목뼈 주변이 뻐근하고 아파 고개를 돌리기 어려워진다. 점차 통증이 세지고 어깨, 등, 팔, 손가락까지 심하게 저릴 수 있다. 심한 경우 척추까지 손상을 줘 하반신 마비나 전신마비까지 이어질 수 있다. 이 때문에 조기에 발견해 진단을 받고, 꾸준한 운동과 치료를 병행하는 것이 필요하다.

평소 뒷목이 결리거나 손이 저렸다면 똑바로 앉은 자세에서 고개를 뒤로 젖힌 뒤 손이 저렸던 방향으로 고개를 젖혔을 때 목에 통증이 있거나 팔이 저리다면 목 디스크를 의심해볼 수 있다.

**스마트폰 화면 클수록 목 디스크 예방 도움**

목 디스크 예방을 위한 제1수칙은 바른 자세와 스트레칭이다. 장시간 고개를 숙이고 스마트폰을 사용하는 습관을 피하고, 컴퓨터는 눈높이보다 높은 곳에 두고 의자를 당겨 앉아야 한다.

스마트폰 이용 시에는 목을 자연스럽게 세운 상태에서 턱을 살짝 당겨 시선을 아래로 15도 정도로 유지해야 한다. 고개를 뒤로 젖히거나 돌리는 목 스트레칭을 수시로 하고, 잠을 잘 때에도 너무 높지 않은 베개를 사용해 목을 편안하게 만들어 주는 것이 좋다.

큰 화면의 스마트폰도 목 디스크 예방에 도움이 된다. 화면이 작으면 글자 또한 작게 보여 집중하느라 고개를 더 숙이기 때문이다. 또한 스마트폰 무게는 가벼운 것이 좋다. 스마트폰으로 영화나 전자책 등을 이용할 경우 화면을 목 높이까지 들고 있어야 하는데, 무게가 무거우면 자신도 모르게 팔을 낮춰 목을 구부리게 된다.

균형 잡힌 식사 습관도 중요하다. 비타민 C는 목 디스크로 손상된 인대와 추간판, 신경의 재생을 촉진시킨다. '녹색 푸드'인 브로콜리, 아스파라거스, 양배추 등에는 비타민 C가 풍부하다.

또 생선, 호두, 올리브유 등에 함유된 오메가 3 지방산도 소염작용을 해 목 디스크 환자에게 좋다. 무엇보다 뼈 건강을 위해서는 칼슘 섭취가 중요하다. 등 푸른 생선, 미역, 다시마, 아몬드, 우유 등 칼슘이 풍부한 음식을 꾸준히 섭취해야 뼈가 튼튼해진다.

반면 커피나 탄산음료 등 카페인이 많은 음식은 목 디스크 환자들이 피해야 하는 식품이다. 카페인은 칼슘과 체내 영양분이 흡수되는 것을 방해하기 때문이다. 또 적절한 야외활동을 통해 햇볕을 충분히 받아 체내 비타민 D를 보충해야 골격 형성에 필요한 칼슘 흡수를 도울 수 있다.

### 목디스크 예방 스트레칭법

**• 턱 당기기 운동법**

턱 당기기 운동법은 목 디스크를 개선하는 가장 쉽고 중요한 운동법이다. 목 근육은 항상 앞으로 빠지면서 경직되기 쉽기 때문이다. 목 근육의 긴장을 풀기 위해 항상 턱을 뒤로 당기는 운동을 습관화하는 것이 좋다. 턱을 뒤로 당기면서 손가락으로 턱을 밀어주기를 50회 아침, 점심, 저녁으로 반복한다.

**• 머리를 천천히 숙이기**

양손을 목 뒤에 받친 후 깍지를 낀다. 목을 뒤로 천천히 젖힌 후 그 상태로 10초간 유지한다. 이 자세는 뻣뻣한 목을 풀어주고 목 디스크와 오십견 예방에 도움을 준다.

**• 목을 좌우로 돌리기**

목을 좌우로 천천히 돌린다. 단순히 목을 돌리는 생각보다 머리의 무게를 몸이 따라간다는 느낌으로 크게 돌리는 것이 효과적이다.

**• 철봉 매달리기**

철봉 매달리기도 거북목, 어깨 근육을 교정하는 데 도움이 된다. 철봉에 매달리면서 목과 척추기립근이 바로 정렬되기 때문에 자세를 교정하는 데 효과적이다.

**• 목이 결린다고 소리나게 꺾지 말기**

목을 우두둑 소리 내 꺾으면 시원하다고 생각해 반복적으로 하는데 이는 해로운 습관이다. 딱딱해진 근육과 인대가 마찰되는 소리로 그만큼 목이 굳어 있다는 증거다. 억지로 꺾기보다 가벼운 스트레칭으로 근육을 부드럽게 해야 한다.

– 〈스포츠동아〉 김재학 기자

# 신문을 바닥에 놓고 보나요?
# 자칫 목 디스크 옵니다

국내 목 디스크 환자가 매년 크게 증가하고 있다. 전문가들은 컴퓨터와 스마트폰 사용이 증가하면서 목 디스크 환자 수가 늘고 있는 것으로 보고 있다. 그런데 목 디스크는 스마트폰이나 컴퓨터 사용뿐만 아니라 잘못된 자세로도 생길 수 있다.

무의식적으로 행하는 평소 생활습관 중 목 디스크를 유발할 수 있는 자세를 알아본다.

**잘못된 자세 1 바닥에 신문 놓고 보기**

신문을 바닥에 두고 본다면 목을 깊게 숙여야 한다. 눈과 바닥과의 거리가 멀 뿐만 아니라 신문의 글자가 매우 작기 때문이다. 매일 이런 자세로 신문을 본다면 목과 어깨에 부담을 줄게 뻔하다. 신문을 볼 때는 세로로 접어 눈높이로 올리고 보는 것이 좋다.

**잘못된 자세 2** **벗겨지기 쉬운 슬리퍼 착용**

발에 맞지 않는 구두나 벗겨지기 쉬운 슬리퍼형 샌들을 신으면 무릎과 허리를 곧게 펴지 못하고 구부정하게 걷기 쉽다. 구부정한 자세는 목을 앞으로 내밀게 하므로 목 근육에 부담을 주게 되고, 어깨도 결리기 쉽다.

**잘못된 자세 3** **카드지갑 등 목에 걸기**

아주 가벼워 무게감을 느끼지 못하는 작은 기기들이라도 목에 물건을 거는 습관은 목뼈 주위와 어깨의 근육을 긴장시켜 신경성 경부통을 유발할 수 있고, 심하면 근막통증후군으로 이어질 수 있으니 조심해야 한다.

**잘못된 자세 4** **고개 숙이고 머리 감기**

고개를 숙이고 머리를 감은 후 목이 뻐근함을 느낀 적이 있을 것이다. 바로 서서 샤워기로 머리를 감거나, 샤워기를 키보다 높게 고정시켜 놓고 물이 나오는 반대 방향으로 돌아서서 고개를 뒤로 젖히고 머리를 감으면 목에 부담을 주지 않는다.

**잘못된 자세 5** **한쪽으로만 전화받기**

전화를 받을 때 한쪽으로만 받는다거나 한쪽으로 목을 돌린 채 엎드려 자는 습관은 고개를 한쪽으로 기울게 해 두통이나 피로의 원인이 될 수 있다. 가급적 고개를 기울이지 않도록 주의하고, 전화를 받을 때는 좌우 번갈아 받도록 한다.

– 〈헬스조선〉 이보람 기자

## 참고자료


Howard S. An, 《Surgery of the Cervical Spine》, Martin Dunitz, 1994.

김남현, 《척추외과학》, 의학문화사, 1998.

대한정형외과학회, 《정형외과학》, 최신의학사, 1999.

서문자, 《성인간호학》, 수문사, 2004.

석세일, 《척추외과학》, 최신의학사, 2004.

오춘수, 《척추 : 그 100가지 질병의 근원》, 푸른솔, 1999.

이경석, 《척추외상과 재해성 척추질환》, 고려의학, 2001.

이상호, 《목 디스크》, 열음사, 1999.

이종서, 《알기 쉬운 허리 디스크》, 가림출판사, 2004.

장일태, 《굿바이 허리병》, 다락원, 2002.


### 인터넷 자료


KS병원 홈페이지

건강샘 홈페이지

김갑수 신경통증클리닉 홈페이지

네이버 백과사전

다음 백과사전
대한영양사협회 홈페이지
목포의료원 홈페이지
세광한의원 홈페이지
야후 백과사전
우리들병원 홈페이지
울산대학교병원 홈페이지
준메디칼 클리닉 홈페이지

중앙생활사 Joongang Life Publishing Co.
중앙경제평론사 | 중앙에듀북스 Joongang Economy Publishing Co./Joongang Edubooks Publishing Co.

**중앙생활사**는 건강한 생활, 행복한 삶을 일군다는 신념 아래 설립된 건강 · 실용서 전문 출판사로서
치열한 생존경쟁에 심신이 지친 현대인에게 건강과 생활의 지혜를 주는 책을 발간하고 있습니다.

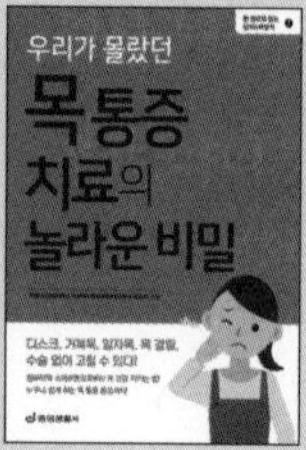


**우리가 몰랐던 목 통증 치료의 놀라운 비밀**

초판 1쇄 인쇄 | 2018년 7월 23일
초판 1쇄 발행 | 2018년 7월 27일

지은이 | 박문수(MoonSoo Park)
펴낸이 | 최점옥(JeomOg Choi)
펴낸곳 | 중앙생활사(Joongang Life Publishing Co.)

대　　표 | 김용주
책임편집 | 한옥수
본문디자인 | 박근영

출력 | 한영문화사　종이 | 한솔PNS　인쇄 · 제본 | 한영문화사

잘못된 책은 구입한 서점에서 교환해드립니다.
가격은 표지 뒷면에 있습니다.

ISBN 978-89-6141-209-4(03510)

등록 | 1999년 1월 16일 제2-2730호
주소 | ㊥ 04590 서울시 중구 다산로20길 5(신당4동 340-128) 중앙빌딩
전화 | (02)2253-4463(代)　팩스 | (02)2253-7988
홈페이지 | www.japub.co.kr　블로그 | http://blog.naver.com/japub
페이스북 | https://www.facebook.com/japub.co.kr　이메일 | japub@naver.com
♣ 중앙생활사는 중앙경제평론사 · 중앙에듀북스와 자매회사입니다.


※ 이 책은《목 디스크 통증 이렇게 고친다》를 독자들의 요구에 맞춰 새롭게 출간하였습니다.



※ 이 도서의 국립중앙도서관 출판시도서목록(CIP)은 서지정보유통지원시스템 홈페이지(http://seoji.nl.go.kr)와
국가자료공동목록시스템(http://www.nl.go.kr/kolisnet)에서 이용하실 수 있습니다.(CIP제어번호:CIP2018021431)